PAIS, MÃES & CIA.

HERMANN GRINFELD

PAIS, MÃES & CIA.

2ª EDIÇÃO

*Uma coletânea de informações e histórias
sobre recém-nascidos, bebês,
meninas, meninos e suas famílias*

Manole

Copyright©2013 Editora Manole Ltda., por meio de contrato de coedição com o autor.

Minha editora É UM SELO EDITORIAL MANOLE

Editor gestor: WALTER LUIZ COUTINHO

Editora: KARIN GUTZ INGLEZ

Produção Editorial: CRISTIANA GONZAGA S. CORRÊA, JULIANA MORAIS E JANICÉIA PEREIRA

Capa e projeto gráfico: DANIEL JUSTI

Ilustrações: ANDRÉ E. STEFANINI E DANIEL JUSTI

Dados Internacionais de Catalogação na Publicação (CIP)

(Câmara Brasileira do Livro, SP, Brasil)

Grinfeld, Hermann

Pais, mães & Cia. : uma coletânea de informações e histórias sobre recém-nascidos, bebês, meninas, meninos e suas famílias / Hermann Grinfeld.

2. ed. – Barueri, SP : Manole, 2013.

ISBN 978-85-7868-083-1

1. Bebês - Cuidados 2. Lactentes 3. Neonatologia 4. Pais e bebê 5. Pediatria 6. Recém-nascidos - Cuidados 7. Vacinas I. Título.

13-05090
CDD-618.9201
NLM-WS 420

ÍNDICES PARA CATÁLOGO SISTEMÁTICO:

1. Neonatologia : Pediatria : Medicina 618.9201

TODOS OS DIREITOS RESERVADOS.

Nenhuma parte deste livro poderá ser reproduzida, por qualquer processo, sem a permissão expressa dos editores.

É proibida a reprodução por xerox.

A EDITORA MANOLE É FILIADA À ABDR – ASSOCIAÇÃO BRASILEIRA DE DIREITOS REPROGRÁFICOS.

2ª edição – 2013

EDITORA MANOLE LTDA.

Avenida Ceci, 672 – Tamboré

06460-120 – Barueri – SP – Brasil

Tel.: (11) 4196-6000 – Fax: (11) 4196-6021

www.manole.com.br | info@manole.com.br

Impresso no Brasil | *Printed in Brazil*

Este livro contempla as regras do Acordo Ortográfico da Língua Portuguesa de 1990, que entrou em vigor no Brasil em 2009.

São de responsabilidade do autor as informações contidas nesta obra.

À VERA,

MÃE E AVÓ

CARINHOSA E

CHARMOSA,

E AOS NOSSOS

FILHOS E NETOS,

COM MUITO AMOR.

ÍND

AGRADECIMENTOS IX

A MOSCA AZUL XI

APRESENTAÇÃO XIII

CAPÍTULO 1
O RECÉM-NASCIDO 1

CAPÍTULO 2
A SALA DE PARTO 5

CAPÍTULO 3
O NASCIMENTO 9

CAPÍTULO 4
A PREMATURIDADE 13

CAPÍTULO 5
O BERÇÁRIO 17

CAPÍTULO 6
AS INTERCORRÊNCIAS 21

CAPÍTULO 7
A AMAMENTAÇÃO 25

ÍCE

CAPÍTULO 8
A ALIMENTAÇÃO
(APÓS A AMAMENTAÇÃO EXCLUSIVA) 31

CAPÍTULO 9
AS VACINAS 39

CAPÍTULO 10
OS PRIMEIROS DIAS, SEMANAS E MESES 43

CAPÍTULO 11
OS AVÓS 61

CAPÍTULO 12
O PEDIATRA E A CONSULTA PEDIÁTRICA 73

CAPÍTULO 13
VISITA AOS QUARTOS 87

CAPÍTULO 14
HISTÓRIAS BONITAS 95

CAPÍTULO 15
AS DROGAS NA GESTAÇÃO 109

ÍNDICE REMISSIVO 125

AGRADECIMENTOS

ESTE LIVRO TEM UM SÓ AUTOR? SOMENTE UM? Certamente não. Os personagens, creio, são coautores. Por isso, é impossível listar aqui todos os coautores deste livro e a quem devo minha gratidão, pois são inúmeros e muito queridos. Sou muito grato às mais de cinco mil crianças que passaram pelas minhas mãos em meu consultório, aos incontáveis pacientes anônimos que atendi nas enfermarias e no pronto-socorro do Hospital Infantil Menino Jesus e, sobretudo, aos inúmeros recém-nascidos que examinei na unidade neonatal e na UTI do Hospital Israelita Albert Einstein nesses quarenta e tantos anos de atividade profissional.

Muito obrigado aos doutores Oswaldo Cruz e Cornélio Rosemburg, os primeiros a me colocarem em contato com as crianças e me darem uma consciência da pediatria; às doutoras June Brady e Toshiko Hirata, de San Francisco, EUA; ao professor Ben Wood e aos doutores David Challacombe e Jack Insley, de Birmingham, Inglaterra, por me iniciarem nos caminhos fascinantes da neonatologia.

Sou gratíssimo a todos os obstetras que me deram a oportunidade de falar sobre bebês às suas pacientes gestantes. Estendo minha gratidão aos jovens amigos do Instituto de Biociências da Universidade de São Paulo, por me incentivarem a redigir este e outros trabalhos da especialidade.

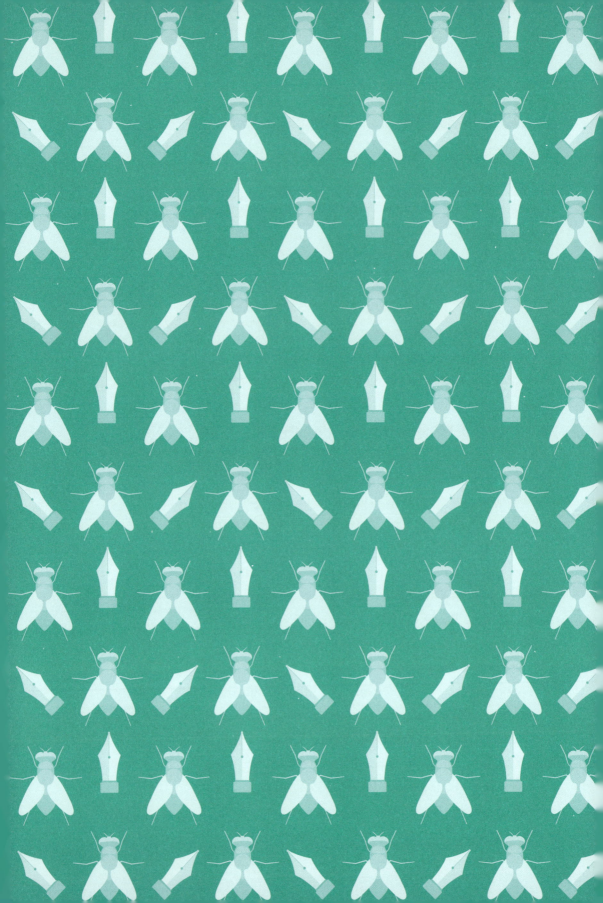

A MOSCA AZUL

NA NOITE DE AUTÓGRAFOS DA PRIMEIRA edição deste livro, ouvi diversas vezes as perguntas: "E aí, descobriu a veia literária?", "E o próximo, quando sai?" ou, ainda, "Espero que você tome gosto pela coisa!". Recebi até um telegrama de um colega querido e muito matreiro: "Aguardo ansioso indicação ao prêmio Nobel!".

Também me foi dito: "Puxa, que legal, me surpreenda de novo, parta logo para o segundo!". Fiquei envaidecido, como o pai que recebe cumprimentos pelo lindo filho recém-nascido, mas ao mesmo tempo assustado, por estar sendo "cobrado" por uma responsabilidade que naquele momento receava assumir novamente.

Não, não pensava em partir para o segundo livro. Estava, naquele momento mágico, mais do que satisfeito com o primeiro. Mas, nos dias seguintes, no consultório vi, ouvi e vivenciei fatos novos. Imediatamente passei para o papel.

Só então me dei conta de que havia sido picado pela mosca azul!

APRESENTAÇÃO

A IDEIA DESTE LIVRO NASCEU DO MEU encanto por crianças pequenas e pela vontade (quase necessidade!) de melhor informar mães e pais sobre seus filhos. Este projeto começou a tomar forma quando fui convidado, há alguns anos, a dar aulas informais em consultórios de obstetrícia e outros cursos de preparação para pais.

A partir do momento em que iniciei o programa *O espaço da criança*, na Rádio Bandeirantes, esta coletânea praticamente se materializou, tal a quantidade de informações e orientações que passei a divulgar. A repercussão do programa foi imediata: a cada edição, ouvintes ligavam para conversar comigo enquanto estava no ar ao vivo.

Esta coletânea tem a intenção de informar, em linguagem acessível e informal, alguns fatos que compõem a vida da criança desde o seu nascimento até os primeiros meses; no futuro, quem sabe, irei até o início da adolescência.

Abordo aqui, de maneira direta e objetiva, alguns diagnósticos e tratamentos. O leitor encontrará algumas respostas para suas dúvidas, embora eu não esteja abrangendo todas as áreas de conhecimento sobre o assunto, que é tão vasto.

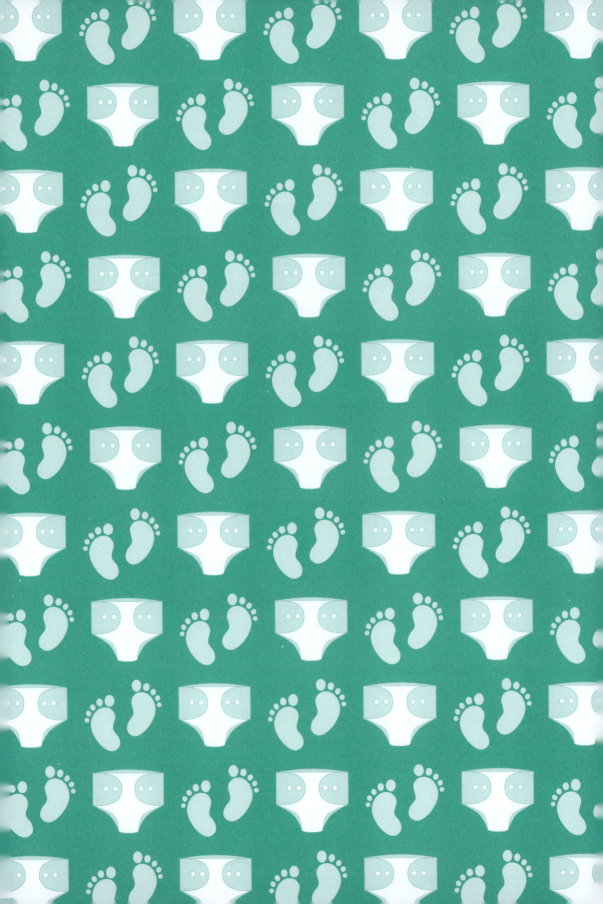

CAPÍTULO 1

O RECÉM-NASCIDO

NÃO HÁ QUEM NÃO SE ENCANTE COM A visão de um bebê com poucos momentos de vida. De todas as imagens que costumamos gravar na memória, talvez seja o rosto de um recém-nascido o que mais desperte intensos sentimentos e emoções fortes. Nem a aparente rotina de assistir partos por tanto tempo (fui também acadêmico de obstetrícia por 2 anos, enquanto ainda era aluno da Faculdade de Medicina) muda algo nessas sensações.

Quando puder, observe, caro leitor, a face luminosa de uma recém-mãe, o olhar deslumbrado de um recém-pai, a expressão de orgulho de um recém-avô – o chamado "avô fresco" – todos maravilhados com o mais fascinante dos milagres da natureza. Das mães e avós, então, nem se fala! O impacto emocional é imensamente gratificante.

Esse milagre é o que dá as formas mágicas do pequeno ser que acaba de chegar ao mundo. É extraordinário como depositamos nesse novo bebê, repetida e instintivamente, tantas esperanças de bem-aventurança. É a vida que se renova.

Muitas vezes penso: só por isso valeu a pena conviver por tanto tempo e de maneira tão intensa com os bebês. Passar minha experiência para o papel, em anos recentes, tem sido uma empreitada mais que prazerosa, sem a menor sombra de dúvida.

CARACTERÍSTICAS DO RECÉM-NASCIDO

A especialidade que estuda o recém-nascido chama-se Neonatologia, por muitos considerada uma subespecialidade do grande ramo da Medicina que estuda as crianças, a Pediatria.

Por definição, recém-nascido (RN) é a criança desde o momento do nascimento até os 28 dias completos de vida. Esse período de vida da criança é chamado de período neonatal.

De acordo com a Organização Mundial da Saúde (OMS), em documento de 1976, podemos classificar os recém-nascidos em três categorias: prematuro ou pré-termo, com menos de 37 semanas de gestação; termo, com idade gestacional de 37 a 42 semanas; e pós-termo, com mais de 42 semanas de gestação. No entanto, em documento de 1967, a Academia Americana de Pediatria já havia definido pré-termo como o recém-nascido com até 37 semanas completas de gestação.

Existem, ainda, outras classificações para o recém-nascido baseadas no crescimento do feto dentro do útero (pequeno, adequado e grande para a idade gestacional), que são mais interessantes para o pediatra do que para os pais.

Segundo a OMS, em documento de 1961, o recém-nascido de baixo peso é aquele que nasce com menos de 2,5 kg, independentemente do tempo de gravidez (ou idade gestacional).

A maioria dos bebês nasce quando se completam cerca de 40 semanas de gestação e com peso, tomado logo após o parto, entre 3 e 3,5 kg. São os chamados RN de termo com peso adequado.

Algumas características dos RN são importantes:

1. A cabeça corresponde a 1/4 do tamanho do corpo, enquanto no adulto equivale a 1/10.
2. A quantidade de água corpórea é proporcionalmente maior do que em qualquer outra época da vida, correspondendo a cerca de 80 a 85% do seu peso.
3. Em contraste com a aparente fragilidade física, o RN de termo tem imunoglobulinas recebidas da mãe durante a gestação que o protegem da maioria das infecções virais, principalmente no primeiro mês de vida.
4. O ganho de peso, o perímetro cefálico e a altura do bebê no primeiro mês são proporcionalmente maiores do que em qualquer outra época da vida.
5. Nos primeiros dias de vida, o RN perde peso por causa da perda do excesso de água corpórea (ficando, portanto, mais "concentrado"), e essa perda ocorre por quatro vias: urinária, intestinal, pele e respiração.

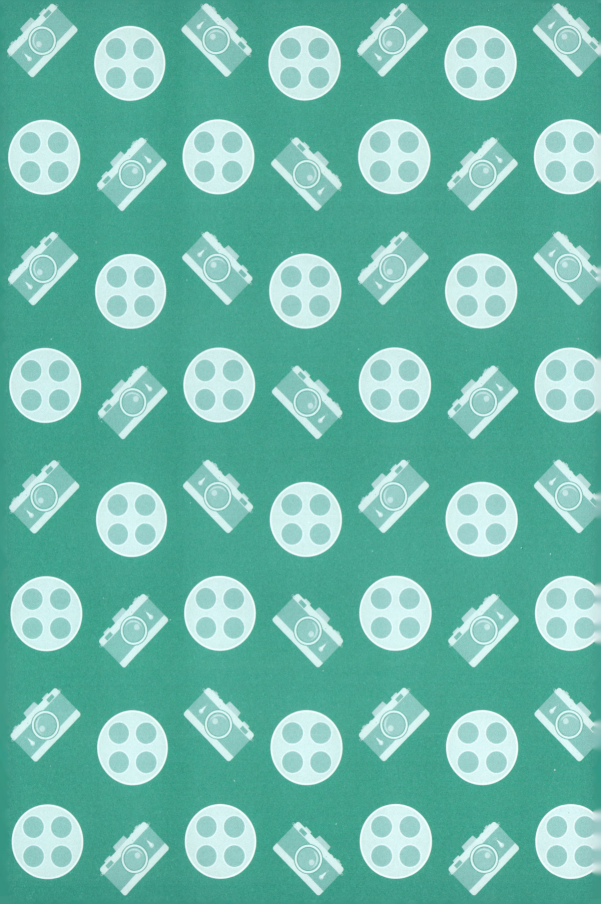

CAPÍTULO 2

A SALA DE PARTO

É IMPOSSÍVEL ESQUECER A IMAGEM DO primeiro parto, do primeiro recém-nascido que recepcionei e apresentei à mãe, em meados dos anos 1960, na Maternidade Leonor Mendes de Barros, em São Paulo. Eu era um estudante de Medicina do 4º ano. Voltei para casa de ônibus, de manhãzinha, e, embora cansado pela madrugada de muitos partos e intensa atividade, permaneci excitadíssimo durante alguns dias.

É sempre emocionante presenciar o nascimento de uma criança. Para os pais, é uma experiência única e indescritível. Muitas vezes fotografada e filmada, tem quase sempre – felizmente! – um final auspicioso.

Noventa por cento dos nascimentos ocorrem em salas de parto das maternidades, que têm os equipamentos necessários e a equipe adequada para bem atender à mãe e ao recém-nascido. Os 10% restantes ocorrem em casa ou em outros ambientes não hospitalares.

Hoje em dia, é comum que o pai esteja presente na sala de parto, junto da mãe. Assim como os médicos e as enfermeiras, o pai também deve se vestir com roupas apropriadas para entrar no centro obstétrico.

O centro obstétrico faz parte de um setor estéril do hospital, bem como o centro cirúrgico. Há hospitais em que algumas salas do centro cirúrgico são utilizadas para partos, mas o ideal é que haja um centro obstétrico próprio da maternidade, com várias salas de parto. Nas grandes maternidades, existe também uma sala de reanimação dos RN, anexa às salas de parto, onde os bebês são pesados e medidos e onde são realizados, caso seja necessário, os primeiros procedimentos de reanimação, assim como a identificação da criança, a aplicação de nitrato de prata a 1% nos olhos (o Credé), o curativo umbilical e a limpeza do corpo com campos (compressas esterilizadas) aquecidos.

A preocupação quanto ao bom atendimento do RN na sala de parto vem de longo tempo, desde a época em que o atendimento era feito pelo anestesista da gestante. Em 1953, Virginia Apgar, uma anestesista norte-americana, elaborou uma escala de vitalidade do RN ao nascer, que é utilizada até hoje, chamada Boletim de Apgar.

No Brasil, conforme Lei Federal promulgada em 1993, deve haver sempre um neonatologista na sala de parto de todas as maternidades, públicas ou particulares, para atender ao recém-nascido adequadamente. Além dele e do obstetra, também deve haver um anestesista, uma obstetriz e um enfermeiro circulante.

Algumas salas de parto dispõem de janela, através da qual os familiares podem ver o recém-nascido logo após o nascimento. Quando as salas possuem ar-condicionado, este é desligado pouco antes do nascimento para que não ocorra queda da temperatura corpórea do bebê.

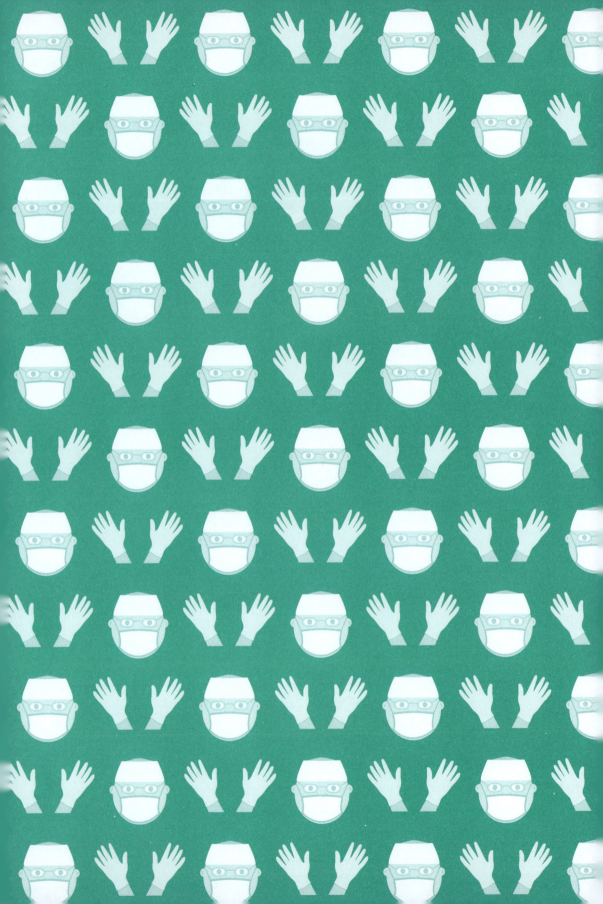

CAPÍTULO 3

O NASCIMENTO

AO NASCER DE PARTO NORMAL, O BEBÊ é recepcionado pelo obstetra, que limpa sua boca e suas narinas com uma compressa esterilizada. O RN pode ser logo colocado sobre o colo da mãe, que, junto com o pai, o abraça, enquanto o cordão umbilical está sendo cortado. Assim podem permanecer e a mãe poderá até amamentá-lo por alguns minutos. Em seguida, o pediatra o coloca em um berço aquecido e esterilizado, onde o examina, mede-o e também auxilia o enfermeiro na aplicação do Credé e na identificação por meio da impressão das plantas dos pés.

Quando o parto é feito por meio de uma operação cesariana (o que, no Brasil, ocorre mais frequentemente do que o parto normal), o bebê é inicialmente mostrado à mãe e ao pai e, em seguida, vai ao berço aquecido para ser examinado.

Atualmente, os papais têm dado um banho de imersão em seu bebê ainda na sala de parto, logo após o nascimento, o que costuma deixar o bebê mais tranquilo.

Boletim de Apgar é uma pontuação de vitalidade do RN, tomada entre o 1º e o 5º minuto de vida, quando são verificados os seguintes sinais vitais: frequência cardíaca e respiratória, cor, tônus muscular e movimentação ativa.

O Credé vem sendo aplicado há mais de 100 anos com o intuito de prevenir infecções oculares por contaminação. Contudo, o nitrato de prata pode provocar irritação química e uma consequente secreção nos olhos do RN, o que pode ser evitado por meio de lavagens frequentes com soro fisiológico morno.

Na maior parte dos nascimentos, o RN apresenta-se molhado com o próprio líquido amniótico e coberto com grumos gordurosos, por vezes com um aspecto sanguinolento. Usam-se panos secos e quentes para a secagem e a limpeza do corpo. Utilizando a instilação de álcool a 70%, a enfermagem procede à feitura do curativo umbilical, no qual devem estar visíveis duas artérias e uma veia.

O pediatra tem várias funções na sala de parto:
- pesar e medir o bebê;
- examiná-lo;
- registrar o Boletim de Apgar;
- conferir a identificação e o cordão umbilical;
- auxiliar a enfermagem na instilação de nitrato de prata a 1% (Credé) nos olhos do RN, que é procedimento de lei.

Todas essas medidas e notas são informadas aos pais.

Ao cortar o cordão umbilical, é possível que seja coletado sangue do RN para determinados exames, como a verificação do grupo sanguíneo, o Rh e o teste de Coombs (de sensibilização). O teste pode ser positivo quando há o que se chama de incompatibilidade sanguínea materno-fetal. Essa eventualidade ocorre, por exemplo, quando a mãe tem fator Rh negativo e o bebê, positivo. O teste pode ser positivo também quando a mãe é do grupo sanguíneo O e o recém-nascido tem sangue do tipo A ou B.

Uma vez limpo e enrolado em um pano aquecido, o RN é mostrado aos pais, aos familiares (da janela da sala) e ao obstetra. Depois, é colocado em um berço aquecido para ser transportado ao berçário. Claro, o bebê poderá ficar com a mãe, se ela assim o quiser, dormindo em seu colo ou mamando o colostro que já está sendo produzido. O leite materno, mais denso e amarelado, começa a ser produzido em 3 a 5 dias após o nascimento.

Após a feitura de todos os procedimentos, o bebê vai, então, junto à mãe ou em um berço de transporte, para a unidade neonatal.

Um recém-nascido com 40 semanas (ou, aproximadamente, 9 meses) é chamado recém-nascido de termo e mede, em média, cerca de 50 cm. O peso dos RN diminui nos primeiros dias de vida; eles podem perder até 10% de seu peso de nascimento por volta do 3º dia de vida, recuperando-o gradativamente nos 10 a 15 dias posteriores.

O líquido que precede o leite é o colostro, que já começa a ser produzido pelas glândulas mamárias cerca de 1 semana antes do parto. Mais fluido que o leite, ele é muito rico em vitaminas, proteínas, sais minerais e substâncias protetoras contra infecções, porém é mais pobre em gorduras.

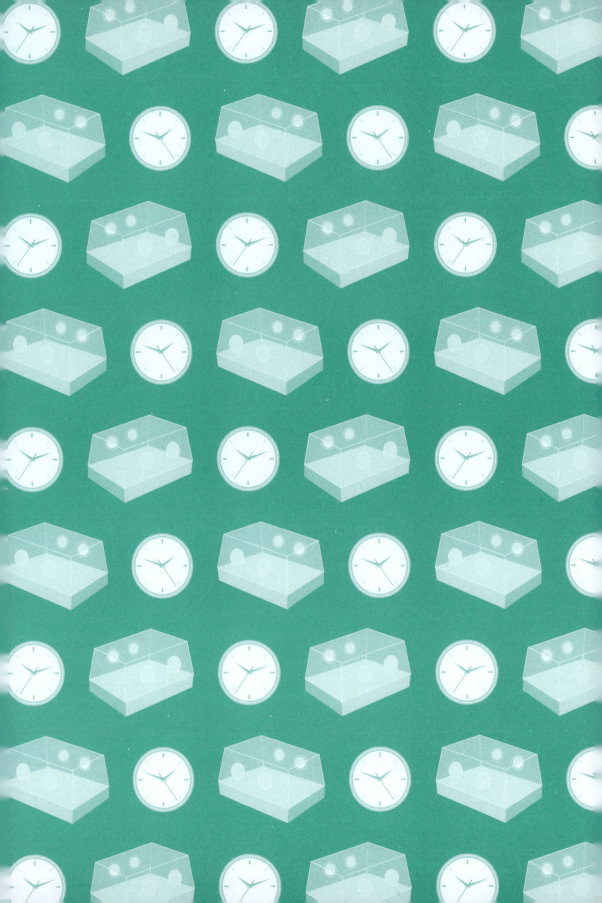

CAPÍTULO 4

A PREMATURIDADE

CHAMA-SE DE PREMATURO O RECÉM--nascido que nasce antes de completar 37 semanas de gravidez.

As causas da prematuridade são várias, mas, pela frequência com que ocorrem, podem-se destacar as seguintes:

1. baixa idade materna ou, ao contrário, mãe de primeira gravidez com idade superior a 35 anos, chamada de "primigesta idosa";
2. uso de fumo, álcool e outras drogas durante a gravidez;
3. hipertensão materna;
4. infecções maternas, principalmente as virais;
5. incompetência istmo-cervical, ou seja, o colo do útero permanece aberto com o crescimento uterino, favorecendo a rotura das membranas amnióticas;
6. causas emocionais: rejeição à gravidez, separação conjugal, morte de parente próximo e psicoses são os casos mais extremos e, felizmente, mais raros;

7. ocorre também uma porcentagem não desprezível de partos prematuros sem causa determinada. São as mães que têm filhos sempre antes do termo.

A prematuridade em si não é tão problemática, a menos que o recém-nascido seja de muito baixo peso e extremamente imaturo (por exemplo, de menos de 30 semanas e pesando menos de 2 kg).

Um bebê de 24 semanas, pesando 900 g, constitui indubitavelmente um problema seríssimo e exige os cuidados de um centro de terapia intensiva neonatal muito bem estruturado. Nesses casos, a permanência na UTI neonatal será muito prolongada, de até 2 meses ou mais. O objetivo, além da manutenção da vida, é evitar ao máximo a ocorrência de eventos clínicos que possam levar a sequelas imediatas ou futuras.

Por outro lado, um prematuro que nasce com 36 semanas, pesando cerca de 2,5 kg e chorando forte não precisa ser encaminhado à UTI, na maioria dos casos. Controla-se o que for preciso (como frequência respiratória, níveis de glicose no sangue, saturação de hemoglobina ou outra alteração metabólica e presença de tremores) e o bebê tem tudo para evoluir normalmente e ir para casa no mesmo prazo que um bebê nascido a termo.

A prematuridade é assunto que merece um livro inteiro *per se*. Minha intenção é somente dirimir as dúvidas mais frequentes dos pais e tentar diminuir suas ansiedades.

Hoje em dia, muitos berçários particulares das grandes cidades brasileiras, e também os da rede pública, estão muito bem equipados, com material adequado, pessoal bem treinado e nível de atendimento correspondente ao dos melhores centros internacionais. Lembro-me do tempo em que, ao nascer um prematuro muito pequeno, a família sugeria transferi-lo para um grande e renomado centro fora do país.

Atualmente, temos não somente grandes centros, tão renomados quanto os de países mais desenvolvidos, como também uma plêiade de profissionais, médicos e paramédicos com grande experiência clínica e técnica aprimorada.

Pessoalmente, tenho tido experiências bastante positivas com os meus pacientes prematuros.

Eu mesmo fui residente de dois grandes centros no exterior (Inglaterra e Estados Unidos), onde essas unidades são chamadas de *intensive care units* – alguns administradores da área de saúde, um tanto quanto realistas, chamam-nas de "*expensive*" (caro, dispendioso) *care units,* em razão do alto custo que sua manutenção envolve, além das despesas elevadíssimas que a família do paciente enfrenta caso não tenha um plano de saúde para a devida cobertura financeira do tratamento.

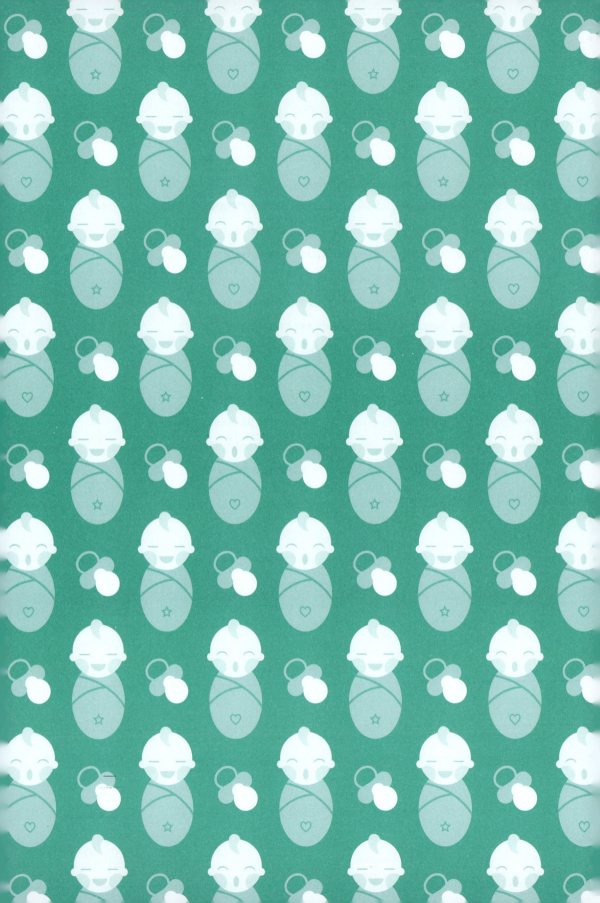

CAPÍTULO 5

O BERÇÁRIO

O RECÉM-NASCIDO FICA DURANTE POUCAS horas no berçário, estabilizando sua temperatura e respiração em um local chamado unidade de primeiros cuidados, sendo observado continuamente pela equipe neonatal.

Após esse período, o RN vai para o quarto dos pais – o alojamento conjunto – ou para o berçário normal, onde ocorrem as trocas de fraldas, a pesagem, o curativo umbilical, os banhos e onde todos os bebês são examinados diariamente pelos médicos da equipe. No alojamento conjunto, tudo isso também acontece, porém com a orientação da equipe de enfermagem e com a participação da mãe e do pai.

Na parte da manhã, os neonatologistas visitam as mães em seus apartamentos para dar informações a respeito dos bebês, como peso e resultados de exames. As eventuais dúvidas dos pais são geralmente dirimidas durante essas visitas.

No 2º ou até o 7º dia de vida, coleta-se sangue do RN para a realização de exames para doenças raras (como

Muitos pais de primeira viagem confundem o teste do pezinho com o carimbo de identificação que os recém-nascidos recebem na maternidade com o formato do pezinho, mas, na verdade, são dois procedimentos completamente diferentes.

fenilcetonúria, hipotireoidismo, galactosemia, deficiências enzimáticas e fibrose cística). Esse exame corresponde ao teste do pezinho ou triagem neonatal, em que o sangue é colhido por meio de uma punção no calcanhar do bebê, em amostras de papel-filtro. A coleta de sangue pode ser feita também por meio de punção de uma veia da dobra do cotovelo do RN (sempre por um profissional habilitado) quando se faz a triagem completa, e não apenas o exame para fenilcetonúria e hipotireoidismo.

O exame de triagem auditiva, para detectar problemas de audição do RN, também pode e deve ser realizado enquanto ele estiver na maternidade.

O teste do reflexo vermelho, atualmente obrigatório, deve ser feito na penumbra, com o oftalmoscópio colocado a cerca de 50 cm dos olhos do RN. Esse exame, que deve ser feito nos dois olhos simultaneamente, pode detectar alterações na parte interna dos olhos, como a retina – que é vermelha em virtude de sua vascularização – e o cristalino. Diagnósticos raros, como catarata congênita e glaucoma, felizmente já são feitos nos primeiros dias de vida, e a criança, em caso de suspeita de alteração, deve ser avaliada imediatamente por um oftalmologista.

Após 2 a 3 dias do nascimento, desde que tenham condições, os recém-nascidos recebem alta do hospital e orientações são dadas pelos médicos. Nessa ocasião, é fornecido aos pais um folheto com todos os dados relativos ao seu bebê, e as eventuais intercorrências (p. ex., icterícia ou eritema) são explicadas e registradas para consulta posterior.

Algumas vacinas, como as contra tuberculose (BCG) e hepatite B, podem ser feitas antes da alta do RN, assunto que será discutido mais adiante.

Há outros setores na unidade neonatal para casos especiais: um é o isolamento, onde ficam os bebês com suspeita de serem portadores de alguma infecção ou por já estarem com infecção (p. ex., impetigo/piodermite); outro é a unidade de terapia intensiva, para onde vão os recém-nascidos com alguma intercorrência (hipoglicemia, por exemplo, caso em que o bebê precisa de soro glicosado endovenoso) e os prematuros, que precisam de cuidados especiais, como incubadoras, oxigênio e terapêutica de suporte mais especializado.

O resultado das dosagens de fenilalanina, hormônio da tireoide, galactosemia, hiperplasia adrenal congênita, deficiências enzimáticas e fibrose cística é encaminhado pelo correio para o endereço dos pais, por intermédio do laboratório ou da própria maternidade, levando cerca de 1 a 2 semanas para chegar.

Já ouvi queixas de pais que se afligem ao receberem esses resultados, pois não sabem – nem precisam mesmo saber – interpretá-los. Os resultados de exames devem sempre ser enviados ao pediatra de cada família, que irá informar quanto à normalidade – ou não, frequentemente por causa de erro de laboratório – dos números que estão no exame. Em caso de dúvida, é melhor repetir o exame.

As maternidades também fornecem aos pais, antes da alta, os resultados de grupo sanguíneo, Rh e teste de Coombs, para que sejam informados ao pediatra da criança.

CAPÍTULO 6

AS INTERCORRÊNCIAS

HÁ, NORMALMENTE, ALGUMAS MANIFESTAÇÕES que podem causar apreensão aos pais: os soluços, que aparecem e desaparecem espontaneamente; os espirros, que podem ocorrer até várias vezes por dia; o estrabismo, geralmente convergente, ocasional. Pode até ocorrer um aumento do muco vaginal, que aparece cobrindo a vulva das meninas, e, em raros casos, pode aparecer uma manchinha de sangue, como se fosse uma pequena menstruação, causada pelo estrógeno materno que a criança ingere pelo leite. Claro, ocorre a dúvida: é normal? De modo geral, se essas manifestações são esporádicas, devem ser consideradas normais.

Existem recém-nascidos que soluçam muito. Recentemente, uma mãe, incomodada com a duração e a intensidade dos soluços de seu filho, experimentou dar 1 gota de suco de limão direto na boquinha do bebê. Ela me disse que, apesar da careta do filho, o resultado foi positivo: os soluços

Durante a fototerapia, verifique se os olhos do bebê estão cobertos com uma venda de tecido escuro, a fim de proteger suas retinas contra o excesso de luz.

pararam na hora. Mas ainda tem gente que põe algodão na testa do bebê e jura que funciona.

Outras intercorrências comuns no berçário são a icterícia e o eritema do recém-nascido.

ICTERÍCIA

Sem dúvida, a icterícia é a intercorrência mais comum no período em que o recém-nascido está no berçário. Pode-se dizer que cerca de 70% dos bebês normais apresentam a cor amarelada das conjuntivas e da pele nos primeiros dias de vida. É a chamada icterícia fisiológica do recém-nascido.

Quando existe incompatibilidade por fator Rh ou entre o grupo sanguíneo da mãe e o da criança, ocorre maior intensidade dessa cor amarela, tomando até o abdome e os membros inferiores. Deve-se, então, realizar a dosagem sanguínea de bilirrubina, que é o pigmento que deixa a pele amarelada.

Não se trata de doença contagiosa (como a hepatite) e frequentemente o tratamento com fototerapia (banhos de luz) resolve o problema. Durante esse tratamento, o bebê fica nu no berço, recebendo a luminosidade da luz fluorescente, por um período que varia de algumas horas até alguns dias, dependendo das dosagens de bilirrubina.

ERITEMA DO RECÉM-NASCIDO

Caracterizado por manchas róseo-avermelhadas, o eritema do RN costuma aparecer no rosto, nos braços, nas pernas e no tronco, sendo de intensidade variável. A menos que haja grande quantidade dessas manchas cobrindo a pele do bebê, não é necessário fazer tratamento algum.

O eritema do RN é mais comum nos bebês caucasianos; quanto mais claros, mais intenso é o quadro. Nesses casos, utiliza-se uma pomada inerte ou emoliente (ou seja, sem qualquer substância ativa, como antibiótico ou corticosteroide) nas lesões.

É sempre recomendável que o obstetra da mãe seja informado sobre essas e outras intercorrências enquanto ela ainda se encontra na maternidade. É elegante e eticamente louvável que o pediatra informe, pessoalmente ou por meio de mensagem no prontuário da mãe, a variação do peso do recém-nascido a cada dia, os resultados dos exames e qualquer outra intercorrência.

Se ocorrer uma alteração mais séria (p. ex., hipoglicemia, isto é, baixa taxa de glicose no sangue) que obrigue a transferência do bebê para a unidade de cuidados mais intensivos, os pais e o obstetra devem ser comunicados o quanto antes. Nessas circunstâncias, é importante que os pais entendam os motivos que levaram a essa situação e as razões pelas quais a transferência deve ser feita.

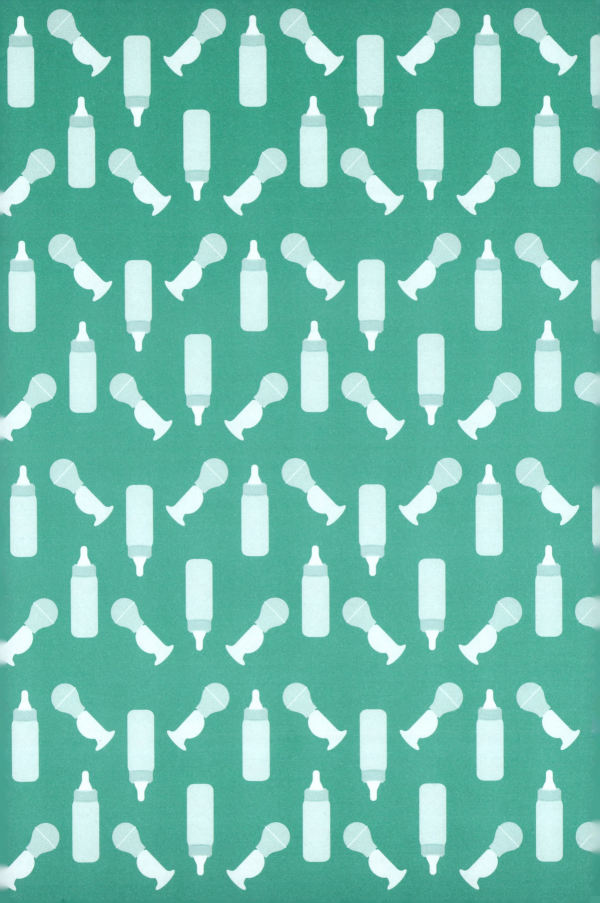

CAPÍTULO 7

A AMAMENTAÇÃO

AS MAMAS JÁ ESTÃO PREPARADAS PARA produzir leite por volta da 16ª semana de gestação (4 meses), mas não o fazem por ação de hormônios inibidores. A partir do 3º trimestre, o aumento de volume das mamas ocorre pelo crescimento das células produtoras de leite, que, como vimos anteriormente, nos primeiros dias, constituem o colostro.

A composição do leite varia conforme a fase de lactação, a hora do dia, o momento da ingestão e no decorrer da mamada. Em algumas ocasiões, pode mudar até com o estado de nutrição da mãe.

É surpreendente que um bebê se alimente 5 a 6 vezes por dia durante muitos meses; em determinados casos, os bebês podem ficar mais de 1 ano com uma só fonte de nutrientes, o leite da mãe. A explicação mais razoável é que o leite materno também muda de sabor ao longo do dia e durante todo o processo de amamentação. Se assim não fosse,

Mães com desnutrição produzem menos leite, embora a proporção entre os componentes (água, proteínas, hidratos de carbono e gorduras) mantenha-se constante. Em outras palavras, não existe leite fraco!

Não se deve acordar o bebê simplesmente porque está na hora de mamar. O ideal é aguardar seu despertar espontâneo.

Não deixe o bebê transformar os mamilos em chupeta. Na maioria das vezes, 15 a 20 minutos em cada lado é perfeitamente satisfatório para o esvaziamento da mama. Se o bebê ficar mais do que esse tempo ao seio, ele não está mamando e o mamilo pode até "rachar" e sangrar.

o bebê deveria manifestar fastio, alimentando-se com o mesmo "cardápio" durante tanto tempo.

O início da amamentação na primeira hora após o nascimento e o horário livre para mamar ao seio são as maiores conquistas do bom senso em puericultura. No início, as mamadas são caóticas e sem horário. Após as primeiras semanas, mamar a cada 3 a 4 horas, em média, é o ideal, desde que haja demanda por meio de choro ou resmungo do bebê.

Por outro lado, se o bebê mamar a cada hora ou hora e meia, não há tempo para que ele complete a digestão, e as mamas não produzem, em tão pouco tempo, a quantidade ideal de leite.

Quando a mãe, a tia, a avó ou quem quer que seja insistem para que o bebê mame a cada 3 ou 4 horas, eu sempre digo, com uma ponta de ironia, que bebê não é relógio. Além disso, se o bebê de poucas semanas dormir por 5 a 6 horas durante a noite, ótimo! Significa que está satisfeito, sem fome, e que já percebe a alternância dia-noite, ruído-silêncio, claro-escuro.

A mãe que trabalha fora de casa pode manter o aleitamento materno exclusivo, oferecendo ao bebê o leite materno ordenhado e armazenado em algum recipiente apropriado, como um saquinho plástico esterilizado e descartável ou mesmo uma mamadeira. A conservação pode ser feita na geladeira, por até 24 horas. Mantido no freezer, o leite materno é conservado por mais de 2 meses. Após 3 meses no freezer, deve ser descartado; antes disso, porém, vale lembrar que, se o bebê não utilizar o leite estocado, existem bancos de leite que adorariam recebê-lo como doação.

Recomenda-se que o leite ordenhado da mãe seja dado em colheradas para que não haja confusão do bebê em relação ao mecanismo de sucção.

Este é um assunto vasto e fascinante. Sempre converso com os pais sobre os vários aspectos da amamentação nas consultas de rotina e de puericultura. Na realidade, cada caso tem suas peculiaridades, que devem ser discutidas individualmente.

O leite materno é:

- o mais completo em termos nutricionais;
- o que promove o melhor crescimento e desenvolvimento da criança;
- o que mais protege o bebê contra infecções e outras doenças da infância;
- o que mais protege a mãe contra o câncer de mama;
- o que vai deixar a mãe com os seios mais bonitos;
- o que dá mais satisfação na hora da troca de afeto pele a pele;
- de graça e vem quentinho e prontinho para tomar.

Sempre digo que a hora da mamada é um momento sagrado. A mãe bem orientada tem mais segurança e menos apreensões. Informo também sobre os grandes benefícios emocionais que a lactação proporciona.

Via de regra, desde que o bebê não tenha qualquer problema, ele está pronto para sugar imediatamente após o nascimento. É importante que a mãe seja orientada para que a amamentação ocorra da forma mais confortável possível para ambos, em ambiente calmo, com iluminação agradável e sem conversas muito animadas. A posição da mãe e/ou do bebê pode variar, mas quem vai decidir como vai ocorrer a mamada é o binômio mãe-filho. O conforto, o contato olho a olho e o toque de pele com o bebê devem ser amplos e estimulantes. O bebê enxerga bem de perto, de modo que, enquanto suga o leite na mama da mãe, vê o seu rosto e suas

Na cidade de São Paulo, tanto o Hospital São Paulo como o Hospital do Servidor Público Estadual têm viaturas e pessoal encarregado de buscar o leite ordenhado em domicílio.

Não existe leite fraco. Mães que estão com algum déficit nutricional podem até produzir menor quantidade de leite nas suas mamas, mas o conteúdo de gordura, proteína e hidratos de carbono é sempre o adequado. Recentemente, foi constatado que o leite de mães de prematuros tem mais proteína do que o leite de mães de bebês nascidos a termo, porém menos lactose.

Às vezes, a mãe tem dúvidas sobre a quantidade de leite ser suficiente. Nesses casos, recomendo um ou mais produtos que aumentam a produção de leite: chá de lactação da Welleda®, metoclopramida (com prescrição médica), óleo de semente de algodoeiro, cerveja escura (sem álcool), canjica, entre outros, sempre com a anuência do obstetra.

Existe um argumento arrebatador para motivar as mães ao aleitamento: conforme conclusões de trabalhos publicados recentemente na literatura científica, crianças alimentadas ao seio são mais inteligentes.

expressões. Então, é de todo aconselhável que a mãe converse com ele, cante e sorria enquanto amamenta.

Se a mãe tem boa produção de leite, que só aumenta com o estímulo da sucção do bebê, não há por que complementar com leite artificial (de vaca, soja, etc.).

Por volta de 1 mês de idade, o choro do bebê vai se tornando mais diferenciado, de modo que a mãe é capaz de distinguir, muitas vezes, quando se trata de choro de fome, cólica, manha (parece que já existe nessa idade, sim) ou de outra "queixa" (trocar fralda, atenção, etc.)

Padronizada pela Sociedade Brasileira de Pediatria, a suplementação de vitamina A é indicada para crianças a partir dos 7 dias de vida e de vitamina D, durante o primeiro ano. O mesmo ocorre com a suplementação de ferro aos lactentes que mamam leite materno, que deve ser feita dos 6 meses de vida até 1 ano.

Tive, no consultório, um caso de um bebê que estava indo muito bem com a amamentação até que, ao visitar a família da mãe no exterior, tudo foi pelos ares: a avó do bebê era contra amamentação porque havia lido em alguma revista leiga que pode haver alergia ao leite materno. E, nesse caso, o que a falta de amamentação causou? Cólicas, constipação intestinal no bebê, desconforto da mãe por causa da mastite e quase a separação do casal.

Uma mãe me contou que, quando a criança estica os pezinhos durante a mamada, é porque está engolindo ar. Pode ser, mas também já ouvi dizer que essa manifestação significa que o bebê está satisfeito, não quer mais leite.

As contraindicações da amamentação são poucas e dá para se contar nos dedos: doença materna (aids e outras viroses menos frequentes, como citomegalovirose), tratamentos como quimioterapia ou radioterapia, uso de drogas e determinados medicamentos.

Seria interessante ter, nos consultórios pediátricos, uma "salinha de amamentação", um local sossegado, com luz indireta, silencioso, para que as mães pudessem amamentar seus bebês impacientes antes ou após a consulta. Infelizmente, isso nem sempre é possível, pois, hoje em dia, os consultórios têm uma área cada vez mais compacta. Por outro lado, fazer da sala de espera um refeitório também não é adequado; portanto, se a criança já tiver idade suficiente, espere para alimentá-la (lanche da tarde, jantar, etc.) ao retornar para casa.

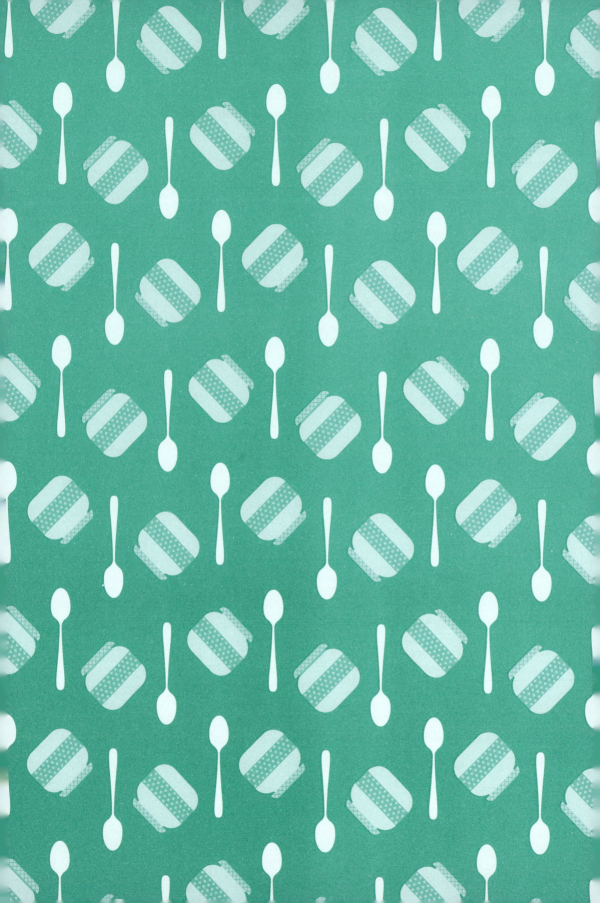

CAPÍTULO 8

A ALIMENTAÇÃO
(APÓS A AMAMENTAÇÃO EXCLUSIVA)

PREFERI INCLUIR NESTA PUBLICAÇÃO um capítulo pequeno sobre o que considero parte importante da vida da criança e, naturalmente, da mãe que cuida do bebê: a alimentação a partir dos 6 meses de idade, que é a fase em que a amamentação é complementada com frutas e comida em forma de papas de legumes.

Essa complementação alimentar baseia-se no fato de a criança ter necessidades nutricionais aumentadas em função do natural incremento da massa corpórea. Além disso, seu aparelho digestivo já está mais amadurecido e preparado para receber alimentos diferentes do leite, que passam a ser, daí por diante, primordiais para o bom desenvolvimento e crescimento.

Contudo, sempre menciono o fato de que muitos alimentos da infância sofrem influências ambientais, dos hábitos da família, da interação do bebê com irmãos e amigos e da indefectível influência das festinhas. É impossível proibir

Introduzir novos alimentos antes dos 6 meses pode ser um fator desencadeante de maior ganho de peso, e o lactente não precisa disso.

salgadinhos gordurosos, dulcíssimos brigadeiros e olhos de sogra e refrigerantes quando as crianças são convidadas para os aniversários dos amiguinhos. Esse é um assunto que abordarei mais adiante.

O fato é que muitos lactentes de 2 a 3 anos ficam maravilhados com esses novos sabores. Nem por isso as crianças deixam de comer os alimentos considerados mais saudáveis em casa, esperando ansiosamente, claro, pela próxima festinha para deixar a dieta caseira de lado.

A seguir, estão algumas receitas de refeições, baseadas em nossa experiência pessoal e também, claro, na opinião de mães a respeito do que os seus filhos mais gostam de comer.

SOPA DO ALMOÇO OU JANTAR
Ingredientes

- 1 L de água.
- A. 100 g de carne magra de vaca, fígado ou carne de frango, em pedaços pequenos.
- B. Arroz (uma colher das de sopa), semolina, fubá, aveia, massinha, macarrãozinho, farinha de arroz, cevada.
- C. Batata, ervilhas, vagem, grão-de-bico, lentilhas, mandioca, cará.
- D. Chuchu, cenoura, beterraba, beringela, abóbora, couve-flor, mandioquinha, nabo, rodelas de tomate, salsinha, cebola, alho (pouco) e uma pitada de sal. Aos 6 meses: agrião, alface, brócolis, chicória, escarola, couve, espinafre, salsão, repolho.
- E. Gema de ovo cozida: ¼ no 1º dia, ½ no 2º, ¾ no 3º e gema inteira nos seguintes. Usar a clara em alguma receita/dieta de adulto.

Modo de preparo

Levar ao fogo médio um alimento da lista A, um da lista B, um da lista C e dois ou três da lista D, variando o máximo possível. Cozinhar bem, tudo junto e em fervura branda. Retirar a carne e passar o restante em peneira fina (ou bater no liquidificador) e reunir os legumes finamente triturados ao caldo. Adicionar a carne após 15 minutos. Depois da sopa pronta, juntar uma colher de chá de manteiga fresca e tostada (ou azeite de oliva). Juntar a gema de ovo sobre a sopa imediatamente antes de servir à criança.

SOBREMESA

Frutas (como papaia, banana, maçã e pera) cruas, cozidas ou mesmo assadas devem ser dadas com colher, amassadas ou raspadas. Conforme a época do ano, podem-se oferecer uvas, *kiwi*, pêssego, caqui, melão e melancia (após os 6 meses).

ALIMENTAÇÃO APÓS O PRIMEIRO ANO
Ao acordar

Opções: leite de vaca em copo (se possível), com ou sem cereal, como Neston®, 3 Cereais® e Cerelac®. Prefiro que não introduza achocolatados antes dos 2 anos de idade, para evitar a ingestão de açúcar.

Suco de frutas variadas: laranja somente ou com mamão, maçã e/ou banana, batidos em liquidificador. Outras opções: beterraba, cenoura e tomate batidos crus, com um pouco de mel. Limpar e lavar bem os ingredientes antes de bater.

Bolachas de água e sal, em pedacinhos, ou com geleia de frutas. Casca de pão ou pão de forma integral com pouca manteiga. Pedaços de queijo de minas, ricota ou Polenguinho®. Não recomendo o iogurte de frutas por causa do excesso de conservantes.

Lanche da manhã

Opções: fruta (pera, banana, maçã, mamão, uva, abacate, etc.) em pedaços, amassada ou batida com iogurte natural, se possível sem açúcar (adicionar mel, se quiser adoçar). Sucos variados. Miolo de pão com manteiga, geleia de frutas e/ou ricota.

Almoço

Opções: sopas, com pedaços pequenos de legumes e/ou de carne ou frango; arroz, feijão, carne moída ou frango moído ou desfiado; omelete, ovos mexidos ou ovos *poché*; peixe (linguado ou pescada, sem espinhas) cozido ou assado; massas como macarrão de letrinhas, espaguete picado, etc.; purês de batata, ervilha ou chuchu; mandioquinha, legumes cozidos, como brócolis, vagem, quiabo, espinafre, escarola, em forma de suflês ou refogados em azeite, cebola e alho (pouco). Usar pouco sal.

Saladas de alface bem picada, com tomate e pepino também picados, temperados levemente com azeite, limão e sal. Água ou suco antes ou após a refeição, mas não durante.

Sobremesa: frutas, sorvete derretido, gelatinas, pavês, musses, compotas de frutas, pudins; de preferência, tudo com pouco açúcar.

Lanche da tarde

Mesmas opções da manhã; incluir mingau de leite ou iogurte natural com frutas ou com cereais, como aveia em flocos, *müsli*, Cerelac®, Neston®, Cremogema®, etc.

Jantar

Mesmas opções do almoço.

A criança que come bem é o sonho de toda mãe, não é mesmo? Aliás, de toda a família. É motivo de orgulho da vovó, da titia e razão de inveja até das "amigas" próximas que têm bebês que não comem bem. Mas o que é comer bem?

Manter a amamentação por cerca de 2 anos mesmo após a introdução de alimentos salgados e frutas favorece muito a nutrição do bebê. Significa dizer que introduzir novos alimentos não obriga que se substitua o leite materno por outro leite heterólogo, mas, sim, que chegou o momento de complementar a alimentação, buscando a manutenção de uma dieta saudável.

Nesse particular, lembro sempre dos ensinamentos obtidos no estudo da puericultura, que preconiza três princípios:

1. Variedade: use na dieta do seu bebê o maior número possível de alimentos, pois aí se corre pouco risco de deixar de dar algum nutriente essencial. Além disso, a dieta fica mais "colorida" e interessante ao olhar da criança.
2. Equilíbrio: aqui entra o conceito de proporção e de dar à dieta mais cereais, legumes, hortaliças e massas, e menos carne, derivados do leite e, principalmente, menos comida com gordura e açúcar.
3. Moderação: trata-se de proporcionar um pouco de tudo à dieta da criança, para que ela desempenhe suas atividades dentro de um padrão adequado de dispêndio de energia. No mais, é usar o bom senso, respeitando a individualidade de cada bebê.

– Mas, doutor, esta criança não come nada, nada... Só 3 mamadeiras por dia e, ah, sim!, mais duas de apenas 200 mL à noite.

Esse é um tipo de reclamação muito frequente no consultório e que, muitas vezes, nos leva a erro de interpretação. A mãe (ou a avó, ou a mãe e a avó juntas e ao mesmo tempo) fazem a queixa com tal ênfase que passamos a adotar uma postura de cumplicidade – ou corremos o risco de perder o cliente.

O pediatra medroso, inseguro, responde:

– Vamos dar, então, um estimulante do apetite.

É a resposta mais bem-vinda pela família.

O pediatra cauteloso diz:

– Vamos fazer uns exames de fezes, de sangue, de urina...

Aí, o médico corre o risco de parecer excessivamente intervencionista, e a mãe e a avó vão querer uma segunda opinião. Em outras palavras, procuram outro profissional.

Já o pediatra seguro, convicto, afirma:

– Minha senhora, é uma fase normal da vida de seu bebê não querer alimentos sólidos. Com esse calor, quem sabe ele só queira líquidos? Os sucos ele aceita bem, não é?

Em suma, o profissional deve ser convincente e certificar-se de que a mãe seguirá suas orientações. Para tanto, a conduta do médico será a de manter contato diário, se necessário.

RECUSA ALIMENTAR

Há três recomendações em caso de recusa alimentar do seu bebê:

- primeira: NÃO FORCE;
- segunda: resista e NÃO FORCE;
- terceira: aguente e NÃO FORCE.

Se, ainda assim, você permanecer preocupada e a recusa for persistente, leve-o ao pediatra. O melhor indicador de que há uma real necessidade de intervir é quando ocorre perda de peso; por exemplo, de uma semana para a outra.

Tive recentemente, no consultório, um bebê de 2 meses que não foi amamentado e foi-lhe prescrito leite em pó, na proporção adequada. Veio a mim, pois estava mamando cada vez menos, embora tivesse um bom ganho de peso. Mudei o leite e ele voltou a mamar volumes adequados, até que, após 3 semanas, de novo a queixa:

– *Mama menos e ainda põe o que mama pra fora, doutor.*

De uma semana para outra, o pequeno havia perdido 100 g. Mais uma vez, mudei para uma fórmula especial e, felizmente, deu tudo certo: o garoto mama até hoje volumes adequados. O que causou essa recusa? Enjoou? Caiu mal? Manha? Não dá para saber. O fato é que temos de experimentar outros produtos até que o bebê aceite bem o leite de sua escolha e ganhe peso adequadamente.

Saiba, porém, que hoje em dia não mais se prescreve estimulantes do apetite. Mesmo assim, alguém da família poderá insistir em dar estimulantes ao bebê, do tipo Biotônico Fontoura®. Consulte sempre seu médico a respeito.

Nem sempre a criança de mais de 2 anos larga a mamadeira. É frequente receber no consultório pré-escolares de 4 ou 5 anos que não dispensam a mamadeira da noite. E, o que é pior, mamam deitados, quase dormindo. Não pode! Mamar deitado faz aumentar o risco de otites, pela disposição inclinada da tuba auditiva que liga a faringe ao ouvido médio.

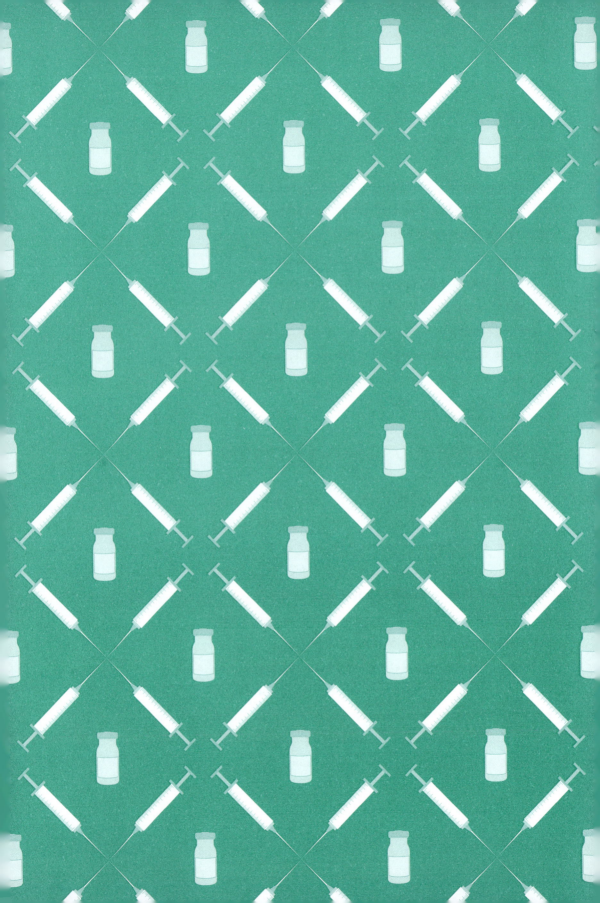

CAPÍTULO 9

AS VACINAS

A IMPORTÂNCIA DA VACINAÇÃO NA infância já está consagrada. A cada ano, recebo informações dos laboratórios a respeito de lançamentos de novos produtos de proteção contra os mais variados agentes infecciosos.

Realmente, a mudança em relação à prevalência de doenças consideradas perigosas no passado recente indica que cada vez mais é preciso vacinar. Os exemplos da poliomielite e do sarampo, doenças bem controladas no Brasil, são bastante expressivos.

Pais e mães algumas vezes solicitam que eu administre as vacinas a seus filhos. Portanto, embora não faça parte da consulta, presto esse serviço de bom grado, mesmo sabendo – e informando os pais – que, após o primeiro ano de idade ou até antes, a criança pode associar a imagem do pediatra ao sofrimento de tomar uma agulhada de vacina, e isso pode ser uma das causas de medo da consulta.

Tenho recomendado, para bebês a partir de 2 a 3 meses de idade, uma pomada anestésica de lidocaína-prilocaína na região em que será aplicada a injeção, que os pais devem passar 1 hora antes da consulta/vacina.

Nas vacinas, usam-se vírus mortos ou vírus vivos sem atividade, chamados de atenuados.

A BCG, dose única da vacina contra a tuberculose, é dada na maternidade, por meio de injeção intradérmica (sob a pele) no braço direito do bebê. A 1ª dose da vacina contra hepatite B, intramuscular, é dada na mesma ocasião.

As outras vacinas, com suas doses e intervalos, são usualmente recomendadas pelo pediatra. As vacinas obrigatórias são contra difteria, tétano, coqueluche (tosse comprida), poliomielite, *haemophilus* B, hepatite B, sarampo, caxumba, rubéola, meningococo B e C e pneumocócica. As disponíveis em rede de clínicas de vacinação, e cada vez mais obrigatórias, são contra varicela, hepatite A, gripe (que está disponível primordialmente nos meses de inverno), pneumococo e rotavírus (que deve ser dada oralmente, 2 doses somente, aos 2 e aos 4 meses de idade). Há ainda vacinas contra raiva, febre amarela (só após os 9 meses de vida) e febre tifoide, que são administradas em condições especiais.

Para as mães que estão amamentando, não existe contraindicação de vacinação, mesmo que a vacina seja de vírus vivo atenuado, como a Sabin; a amamentação não afeta negativamente a produção de anticorpos pela mãe ou pelo recém-nascido. Os calendários de vacinação estão em constante mudança: há algum tempo se propõe que a vacina contra o sarampo dada aos 9 meses seja suspensa e substituída pela administração de somente 1 dose, combinada com as vacinas contra rubéola e caxumba, quando a criança completa 1 ano de idade.

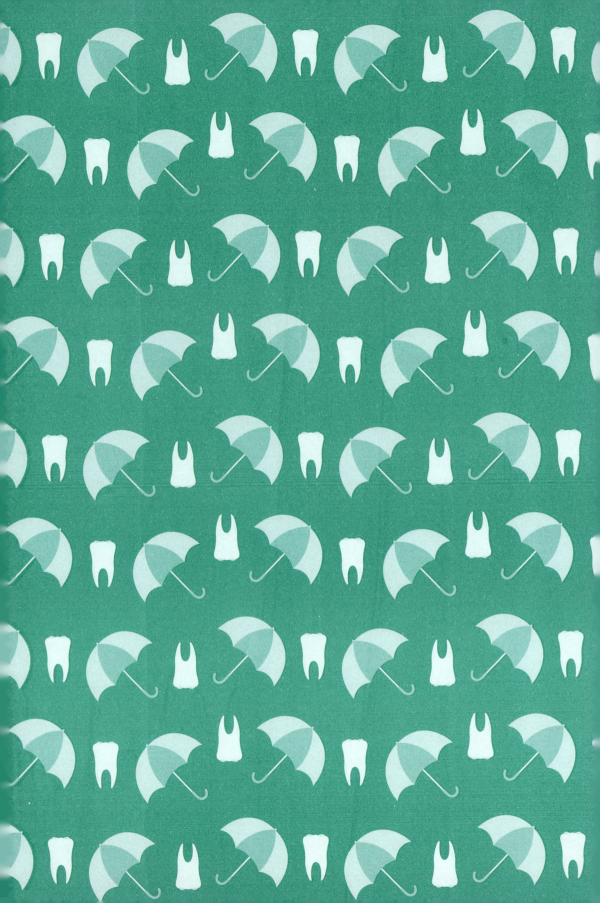

CAPÍTULO 10

OS PRIMEIROS DIAS, SEMANAS E MESES

VALE A PENA LEMBRAR ALGUMAS CONQUISTAS importantes que o bebê tem adquirido em anos recentes:

1. A presença obrigatória de pediatra especializado em recém-nascidos na sala de parto, por meio de Portaria Federal, nas maternidades dos grandes centros urbanos.
2. A suspensão do jejum de mais de 8 horas após o nascimento – hoje, as mães oferecem o seio e seu conteúdo, o colostro, já na sala de parto.
3. O banho de imersão do bebê logo após nascer – é comovente observar como o pai que assiste ao parto de seu filho (outra conquista!) dá esse primeiro banho, que acalma e melhora a transição para a vida extrauterina.
4. A roupa do bebê já não tem mais a rigidez do chamado "cueiro", uma espécie de manta de grande porte que antigamente servia para enrolar o bebê, deixando-o completamente imóvel. Hoje, o recém-nascido move-se livremente, nu ou vestido, sem qualquer limitação. Além

disso, já não se usam mais a famigerada manta (de lã ou de algodão) e as luvas no verão, o que deixava as crianças extremamente irritadas.

5. O alojamento conjunto, que permite que o bebê fique com seus pais no mesmo quarto desde o momento em que nasce até a alta da maternidade.
6. Hoje em dia, já se nota que as mães estão muito mais conscientes de sua função, tanto que frequentam cursos, leem livros e se livram dos terríveis tabus que assolavam os lares de pais neófitos, fazendo-os apelar para irmãs mais velhas, avós, tias e outros curiosos.

O PRIMEIRO PASSEIO

Os pediatras divergem quanto à idade que o bebê deve ter para sair de casa pela primeira vez; há quem diga que, se o rebento não tomou a primeira vacina, não pode. Pessoalmente, não tenho restrições quanto a sair (quintal e jardim) por volta dos 15 dias de vida, mesmo sem ter tomado qualquer vacina. Sou contra, sim, passear em *shoppings* e ambientes fechados, sem ventilação. Os bebês necessitam de ar puro e, se possível, os passeios devem ser feitos em áreas menos poluídas. Com 2 semanas de vida, viajar para um sítio, uma casa de praia, é ótimo! Viajar de avião é permitido.

Outra questão importante em relação ao ambiente é o fato de que os bebês sentem tanto calor quanto crianças de mais idade e adultos. Adoram quando são despidos, embora nos primeiros dias de vida gostem mais de ficar vestidos. No verão, podem até suar, principalmente à noite, quando se reduz a ventilação do ar ambiente com o fechamento das janelas. Sugiro, então, que se tome uma destas duas medidas: um ventilador de teto ou de chão na posição "exaustão" ou roupinhas leves de mangas curtas, com, no máximo, um lençolzinho sobre a criança.

Nas estações quentes, nada de cobertor, toucas, luvas, meias grossas ou coisa parecida. Em viagens mais longas no verão, as crianças colocadas em cadeiras apropriadas no banco de trás do carro podem ficar extremamente irritadas, obrigando até uma interrupção momentânea da viagem. É bom lembrar que essas cadeiras são forradas com material plástico e as costas do bebê ficam por vezes ensopadas de suor. O desconforto, claro, é muito grande, e os bebês reclamam com toda a razão.

O SORRISO

Mamãe de primeira viagem, não se engane nem se deixe enganar: aquele lindo sorriso que seu bebê de poucos dias lhe deu logo após mamar era de verdade mesmo! Não aceite opiniões do tipo "é espasmo", "é reflexo" ou "é coliquinha". Seu filho tem sentimentos, sim, e de alegria, satisfação; o sorriso, portanto, é pura emoção!

Do ponto de vista meramente científico, o sorriso é uma manifestação positiva do bebê em um contexto social de interação, sugerindo um perfeito funcionamento emocional. Mesmo quando o bebê está dormindo, o aparecimento do sorriso significa que ocorre um processo contínuo de desenvolvimento emocional. Em outras palavras, o sistema nervoso central está nas melhores condições possíveis.

OBESIDADE: UM PROBLEMA SÉRIO

Digo que a obesidade é um problema sério por vários motivos: é difícil de tratar e lidar; nossas crianças estão ficando cada vez mais gordas; muitos estudos mostram que a grande

Pode ar-condicionado no carro? Sim, desde que não esfrie o ambiente em excesso e que esteja sempre difuso pelo ambiente, nunca diretamente sobre o bebê. Atenção somente aos prazos de manutenção e limpeza dos filtros. Ofereça chá, suco ou água, pois o ar-condicionado resseca o ambiente.

O menino, de uns 6 meses, gordo como só ele, me encarava com um ar divertido. A queixa: constipação intestinal. Imaginei que a mãe o estava amamentando e até complementando com mamadeira, mas quando lhe perguntei qual era a dieta do filho, contou-me com a maior cara de pau deste mundo:

– Este moleque come que é uma beleza, doutor. Além do leite de vaca tipo A, já dei arroz, feijão temperado, umas carninhas que eu mesmo desfio. Sabe, né? De sopa ele não quer nem ver a cara. Às vezes, dou um peixe frito, com um pirãozinho, precisa ver que felicidade a dele.

Pensei com os meus botões: só falta a cervejinha, e, depois disso tudo, um café, e bem forte!

Cerca de 10% das crianças e dos adolescentes estão com sobrepeso no Brasil.

maioria delas vai continuar obesa na idade adulta; e é um problema não só no Brasil, mas no mundo todo. Além disso, passar da obesidade para a tal síndrome metabólica (hipertensão arterial, triglicerídios elevados, colesterol HDL abaixo do preconizado, hiperglicemia em jejum, etc.), diabete e cardiopatia é um passinho bem curto.

Há uma tendência natural da criança obesa a se recusar a praticar exercícios físicos. Claro, existem as exceções, e nós, profissionais da saúde, temos a obrigação de alertar os pais a estimular ao máximo a criança para a prática de esportes e jogos, sendo os aeróbicos (futebol, basquete, natação, etc.) os mais indicados.

A obesidade nada mais é do que o acúmulo de gordura desnecessária, que não é usada como reserva nem como fonte de energia.

Entretanto, é preciso saber diferenciar: há crianças que são amamentadas exclusivamente ao seio e podem ter aquela aparência cheinha, com peso até acima do percentil 75 a 90 no gráfico de crescimento, mas são lactentes ativos que, quando começarem a engatinhar, a andar, vão ganhar menos peso, principalmente a partir do segundo ano de vida. Essas não se tornam obesas.

Existe na obesidade o que chamamos de fator constitucional: é a herança genética, ou seja, quando a criança tem pais obesos, ela tem maiores chances de ter o mesmo padrão de ganho ponderal. Nesse caso, o pediatra deve intervir para que a criança tenha um estilo de vida mais saudável e adote um padrão alimentar que impeça a ocorrência da obesidade.

O grau de obesidade de uma criança é medido pela relação entre o peso e a altura, com o chamado índice de massa corpórea (IMC), e pela medida da espessura de pregas cutâneas.

OUTRO PROBLEMA, MAS MENOS SÉRIO

É o chamado intestino preso, prisão de ventre ou constipação intestinal. Não é uma doença, é tão somente um sintoma, e dos mais desagradáveis. Trata-se de um problema que causa desconforto não só à criança, mas também à família toda, que vivencia com angústia a difícil eliminação de pouca quantidade (em geral) de fezes endurecidas, principalmente quando a criança faz um esforço enorme e sente dor para eliminá-las. No entanto, é preciso lembrar que o funcionamento intestinal não é igual para todas as crianças, e o fato de haver um intervalo maior entre as evacuações de uma determinada criança não é suficiente para se afirmar que ela tem intestino preso.

Há situações, porém, que necessitam de alguma investigação clínica e de laboratório. Se não for esse o caso, basta introduzir algum alimento laxante na dieta (p. ex., ameixa preta, mamão, mel e/ou frutas cítricas) que o problema fica contornado. Prefiro deixar a medicação laxativa como a última alternativa.

O PROBLEMA OPOSTO

Duas horas da manhã, você já deu Luftal® e Tylenol® e a criança continua a chorar sem parar há pelo menos 1 hora. Você, então, oferece o seio mais uma vez; ela pega com vontade, mas mama por apenas 1 minuto. Afinal, será que é fome? Aí, começam a surgir mais e mais evacuações, até líquidas, e uma grande quantidade de gases. Será que é normal?

Sim. O que ocorre é que, no início da vida, a criança não tem ainda um ritmo definido de sua digestão; ela pode evacuar de 4 a 5 vezes ao dia, como também pode fazê-lo a cada 2 a 3 dias, sem que faça qualquer esforço. Isso é o normal. Cada bebê tem seu próprio ritmo intestinal, e, se ele não estiver vomitando ou recusando o peito, não se preocupe.

É frequente receber, no consultório, amostras das evacuações dos bebês, que as mães mais aflitas me trazem no meio das fraldas descartáveis. Embora sejam de aspecto e odor nada agradáveis, é obrigação do pediatra, como profissional, examinar e dar um parecer sobre essas eliminações, acalmando os pais sobre a normalidade da situação.

DESCAMAÇÃO

Uma descamação de pés e mãos – ou em outros locais – pode acontecer espontaneamente nos primeiros dias de vida e não exige qualquer tratamento especial. Por vezes, basta passar um óleo infantil (sem perfume) apropriado para a pele para que a descamação desapareça em poucos dias. Mesmo casos mais intensos e com descamação em outras áreas raramente são motivo de preocupação. Lembre-se de que, quanto mais banhos o bebê tomar, mais seca fica sua pele.

BANHO

– Minha mãe me avisou que não é para molhar o umbiguinho no banho do bebê. Doutor, isso está certo?

> A mãe, com seu bebê de poucos dias no colo, estampava expressão de puro pavor. Perguntei-lhe o que estava ocorrendo e, ao me mostrar o bebê, tirando-lhe o macacãozinho, disse:
>
> – Olha só, doutor, a pele está toda avermelhada, descamando toda... O que será?
>
> Examinei o bebê, que estava realmente todo rosado, com a pele muito seca, quase descamando inteiramente. Ao saber da história, perguntei-lhe dos hábitos de banho e aí estava a chave do diagnóstico:
>
> – Sabe o que é, doutor? Eu estou dando 5 banhos por dia no bebê, porque o filho do primeiro casamento de meu marido, que tem 15 anos e veio lá do interior, está nos visitando, justo agora, eu tão aperreada... E, sabe como é, essa gente não toma banho, vai que ele tenha aí uns vermes, uns bichos de pele, sei lá. Coitado, nem deixo ele pegar no irmãozinho.

Até alguns anos atrás, costumava-se não molhar o coto umbilical até sua queda, e o recém-nascido tomava o chamado "banho de gato". Hoje, porém, já se permite que as crianças tomem banho completo desde o nascimento. O melhor sabonete é aquele que irrita menos a pele (o "neutro"), que é bastante sensível no bebê. Portanto, sabonetes neutros com pouco ou nenhum perfume são os mais indicados. Um banho por dia no máximo, por favor. A banheira deve ser preferencialmente de plástico, limpa diariamente, e não deve ser utilizada para outra finalidade. Após os 2 anos de idade, os banhos podem ser dados no chuveiro.

CÓLICAS

A cólica do lactente é uma das situações mais angustiantes que os pais podem enfrentar. Mesmo os casais que já têm 2 ou 3 filhos, quando se confrontam com a cólica de seu caçula, apelam invariavelmente para o auxílio do pediatra. É verdade que a cólica tem um horário para ocorrer, frequentemente entre o final da tarde e o começo da noite. Aqui vão algumas recomendações que posso fazer em relação à cólica, especialmente se você já medicou o bebê sem sucesso:

1. Pegue seu filho no colo e coloque-o de bruços no braço que você sentir mais confortável. Deixe-o com a cabeça apoiada, olhando para o chão e com o abdome apoiado no braço. Com a outra mão, bata de leve ou massageie as costas do bebê.
2. Converse com seu filho ou cante em voz calma e baixa.
3. Mude de ambiente. Não fique no quarto do seu filho, especialmente se as janelas estiverem fechadas. Vá para a sala e, se houver uma varanda, abra as portas e saia com ele (se não estiver frio, claro). Vale até sair de casa, descer de elevador, ir até a garagem, ligar o carro... Umas voltinhas podem fazer milagre!
4. Se nada disso funcionar, torna-se necessário dar um analgésico apropriado ao seu bebê. Seu pediatra indicará qual é o melhor e a dose adequada.
5. Em torno dos 3 meses de idade, as cólicas vão diminuindo, até desaparecerem por completo. Pode ser que seu bebê melhore ao arrotar ou regurgitar, mas lembre-se de que bebê que mama ao seio raramente ingere ar e, portanto, arrota menos.

ELIMINAÇÕES

Junto com o problema da cólica, costuma acontecer também de as evacuações do bebê serem esverdeadas. Isso ocorre porque há um relativo aumento da velocidade de movimentação intestinal – o que os pediatras chamam de aumento do peristaltismo – e não dá tempo de os pigmentos biliares serem absorvidos no intestino delgado.

Concluindo: fezes verdes não são anormais, podem ocorrer mesmo sem cólica e constituem uma variação de coloração das evacuações, sem significado clínico.

Muitas vezes, aparece na fralda uma manchinha cor de rosa junto com a urina do bebê, o que assusta a família e causa especulação a respeito de um possível sangramento urinário nos primeiros dias de vida. Felizmente, não se trata de sangramento algum, é somente uma eventual eliminação de uratos (metabólitos) pela urina do bebê, que causam o aparecimento dessas manchas. Nada a fazer. Com o tempo, essas manchas desaparecem.

APARECIMENTO DE MAMAS

É comum nas crianças que são amamentadas ao seio. Isso ocorre pela ingestão de estrógeno (hormônio feminino) presente no leite da mãe. Meninos também estão sujeitos a essa alteração, que é benigna e para a qual não se faz nada. Desaparece espontaneamente em poucas semanas.

A BABAÇÃO E OS DENTES

Por volta dos 3 meses, se o bebê começar a babar, não se assuste se as comadres disserem que os dentes vão aparecer. Não, não vão, a não ser em casos excepcionais. Portanto, a baba não é sinal premonitório de dentição. É a maior

Antigamente (talvez nos confins deste Brasil isso ainda se faça), as curiosas espremiam as mamas dos bebês e retiravam o que se chamava de "leite de bruxa". O resultado? Mastite, infecção das mamas. Um horror. Portanto, não dê ouvidos se alguém lhe der esse tipo de conselho e lembre-se de que o aparecimento de mamas nos bebês é absolutamente normal e desaparece com o tempo.

produção de saliva pelas glândulas salivares. Os dentes aparecem entre 6 meses e 1 ano de idade. Acredita-se que, quanto mais tarde aparecerem, mais fortes os dentes podem ficar na segunda dentição.

Há quem associe a erupção dos dentes iniciais – os incisivos inferiores – à febre baixa e/ou diarreia. Tenho minhas dúvidas.

A primeira dentição costuma se completar aos 2 anos e meio, com 20 dentes. A segunda dentição, com 32 dentes, inicia-se em torno dos 6 a 7 anos de idade, após a queda dos "dentes de leite".

> Na história clínica de uma criança de 2 anos, que veio me consultar pela primeira vez, perguntei à mãe:
>
> – O Gustavinho já foi ao dentista?
> – Já, sim, doutor. Mas ele não examinou os dentes e disse para eu voltar com a criança só depois de ela aprender a cuspir.
>
> Não consegui controlar minha gargalhada! Quer dizer que a data da primeira consulta ao dentista é só quando o bebê aprende a cuspir?
> Cada coisa que a gente ouve!

POSIÇÃO AO DORMIR

Também ocorre de a criança, mais ou menos nessa época, já ter preferência pelo lado em que vai dormir. Se preferir o lado direito, não adianta forçar o esquerdo e vice-versa. Dormir de lado é melhor do que de bruços ou de costas, mas a escolha final é do seu filho.

> Certa tarde de verão, com um movimento aumentado no consultório, de repente uma mãe tira os sapatinhos de sua menina de 2 anos que não parava de andar prá cá e pra lá na sala de espera. Surpresa! Um cheiro de chulé dos mais penetrantes espalhou-se na sala, momentaneamente sem ventilação. A mãe da menina apressou-se em levá-la ao banheiro, lavar os pezinhos, morta de vergonha. Ouviu-se, então:
>
> – Isso não é nada. Pior é quando todas as crianças passam a fazer cocô ao mesmo tempo! Aí, se todas nós as trocarmos, vai ser um "Deus me livre"!

Por enquanto, até que se obtenham melhores informações a respeito, a posição de bruços está proscrita, pela relação da síndrome de morte súbita do lactente com essa posição. Existe até uma tendência, provavelmente por influência da pediatria americana, em se colocar a criança de costas para dormir: é o *back to back* (volta às costas), divulgado recentemente nas maternidades dos Estados Unidos. Segundo o dito popular, quando o bebê dorme de costas, o rosto virado para um dos lados e com os braços para cima é sinal de que tudo está bem e o bebê encontra-se na situação mais confortável, física e emocionalmente.

Estou de acordo.

E SE O BEBÊ CAIR?

– Doutor, pelo amor de Deus, a nenê acaba de cair da minha cama. Rolou e pumba! Caiu de cabeça no chão! O que é que eu faço? Meu marido está querendo levá-la ao hospital para tirar uma radiografia da cabeça... Ela tem só 3 meses de idade e já rolou da cama... Ela chora desesperadamente, e eu também.

Lembre-se: ao dar banho, trocar ou pegar alguma toalha ou outro objeto, deixe sempre uma das suas mãos em contato com o bebê. Melhor: deixe-o no chão, sobre um lençol ou edredon. Se preferir, carregue-o no colo quando for à cozinha, à sala ou a outro local de sua casa, em vez de deixá-lo sobre uma superfície horizontal, sem grade, correndo o risco de uma eventual queda.

Talvez essa seja realmente uma das situações que causem mais angústia na maioria dos pais. Felizmente, a porcentagem de bebês que têm alguma complicação decorrente de queda é bem pequena, embora não desprezível. Ocorre que os ossos de lactentes são bem mais maleáveis e elásticos que os de crianças maiores e adultos, e, por isso, a possibilidade de fraturas é bem menor.

Se ele cair, não é preciso manter o bebê acordado se ele quiser dormir nem se assustar caso ele vomite. Pode ser natural que o bebê durma ou até regurgite pelo choro intenso, comum após a queda. Preferimos sempre examinar a criança depois de um incidente como esse e, então, indicar o que for preciso após o exame. Se houver mudança de comportamento, dificuldade de despertar, náuseas, dificuldade de mover algum membro, inquietação ou convulsões, deve-se internar o bebê e o pediatra solicitará tomografia de crânio, exame indicado para essa condição (e não a radiografia da cabeça).

DESENVOLVIMENTO

Não estranhe se o seu bebê de 3 meses e pouco quiser ficar sentado, com apoio de almofadas nos lados, observando com curiosidade as coisas e pessoas ao seu redor. Mais ainda: ele poderá até querer ficar de pé, apoiado pelas axilas por algum tempo, e depois se sentar, para, em seguida, voltar a ficar de pé.

Isso tudo é normal e não compromete a coluna, como se acreditava antigamente (e, em alguns meios, ainda se acredita). Observe a expressão de interesse e alegria do bebê ao experimentar posições e conhecimentos novos.

MAMÃE E PAPAI VÃO VIAJAR

Havia uma época em que se escondia quase tudo dos filhos. Mesmo uma viagem de fim de semana, quando o jovem casal resolvia deixar o rebento de poucos meses com os tios ou avós, o assunto era questão de segurança nacional: segredo absoluto. Ninguém parecia se importar com o que pudesse passar pela cabecinha da criança durante a ausência dos pais.

Na minha opinião, passar um fim de semana longe do filho é válido, desejável e compreensível – dá-se um tempo nos cuidados constantes ao bebê e o casal se reencontra nos cuidados um ao outro, naquele namorico saudável. O que eu não concordo é a maneira sorrateira e fugidia dessa escapadela, sem que o bebê perceba.

Pior: quando voltam, os pais querem que tudo esteja no mais normal dos mundos. Isto é, mamãe e papai querem porque querem uma recepção calorosa por parte do bebê, em resposta aos arroubos dos pais ("meu queridinho, morri de saudades!", "ai, coitadinho, emagreceu em 2 dias, vai ver que não comeu nada!" ou coisa que o valha), mas o que se observa, na maior parte das vezes, é uma manifestação indiferente por parte da criança, como se nada tivesse acontecido. Ou, então, o bebê faz uma choradeira (de censura aos pais?) sem tamanho.

O que fazer, então?

Simples: contar ao bebê, na linguagem mais elementar possível, que ele vai ficar por 2 dias ou mais com a vovó e o vovô, porque papai e mamãe vão viajar e que vão voltar. Você vai perguntar: "Tá maluco, doutor? Como é que uma criança de meses entende o que eu falo para ela?". Respondo: experimente e verá o que acontece.

Se alguém sugerir que se deixe o bebê deitado ou se use um andador, resista! Coloque a culpa, em último caso, no pediatra que não deixa, mas continue a confiar nele!

Desse modo, desmitifica-se a ausência com honestidade e transparência (palavra muito na moda, não?). Por experiência própria, observei melhores reações dos filhos quando os pais demonstraram lealdade e franqueza.

OS ANIMAIS, NOVOS AMIGUINHOS

Antes de mais nada: gosto de animais em geral, e gosto mais de cães, especialmente os de pelo curto. Tenho de abordar um assunto delicado: animais domésticos em casa e o recém-chegado bebê. Deve-se deixar que um gato ou um cachorro passeie livremente pelos domínios do bebê? Deve-se permitir que um cão, mesmo com longa história de convivência pacífica com a família, entre no quarto do bebê? Ou que suba na cama dos pais e cheire as roupinhas? Até que ponto um animal pode ser tolerado na casa?

Sinto que sensibilizo os pais, mas a minha opinião é que um animal, por mais limpo e dócil que seja e por mais que esteja em dia com sua vacinação, deve ser mantido a distância do bebê e de seus pertences (berço, roupas, fraldas, etc.), por uma questão de higiene e de segurança, pelo menos por um período de adaptação, que varia de 4 ou 6 meses a 1 ano. Após esse período, o animal e a criança podem ir se conhecendo e, aos poucos, seu contato acaba ficando cada vez mais tolerável.

Atenção: caso haja alergia a pelos de animais na família, o contato deles com o bebê está sob suspeita até que se prove o contrário.

E com as mordidas, mesmo as chamadas de brincadeira... Cuidado!

Ao telefone:

– *A pele da bundinha e do saquinho está realmente com uma aparência lamentável, doutor. Só vendo como ele sofre. Já passei todas as pomadas, nada melhora. Nem maisena. Até gostaria que o senhor visse...*

Essa queixa, apesar de frequente, sempre me deixa desarmado, pois cada bebê reage de modo diferente ao tratamento de assadura com pomadas. Este, então, parecia ser resistente a tudo. Arrisquei:

– *A senhora pode passar, após o banho, um pouco de pasta d'água nas lesões, com o algodão ou cotonete...*
– *O senhor está maluco? Meu moleque vai berrar de dor! Deve arder que só! Onde já se viu? Vai, doutor, receita outra coisa, isso não. É o fim!*

Derrotado pela veemência da mulher, cedi e receitei mais uma pomada, como se fosse minha última cartada.
Dias depois, comparecem mãe e filho no consultório e, ao meu exame, ela diz :

– *Doutor, mil perdões. A pasta d'água é realmente uma beleza. Veja só como ficou lisinha a pele do bebê.*

Sorri satisfeito, mas acho que essa mãe não está de todo convencida até hoje.
Em tempo: há tantas pomadas e cremes hoje na farmacopeia da pele que a pasta d'água quase desapareceu do receituário.

> Ainda ao telefone :
>
> – Doutor, minha tia disse que é preciso lavar a língua do bebê após cada mamada. O que o senhor acha? Tem que passar uma fralda na língua?
>
> Engraçado, eu gostaria de saber se essa tia já experimentou passar uma fralda para limpar a própria língua.

Em relação às brotoejas de recém-nascido, comuns no verão, a pasta d'água é o produto mais indicado, porque é inerte, neutra e sem perfume.

FEBRE

A febre é o sintoma mais frequente em pediatria, mas é menos comum no período neonatal. É por isso que os pediatras dedicam à febre uma atenção toda especial. E nem poderia deixar de ser assim, pois mães e pais interrogam os profissionais com muita ansiedade quando a temperatura do bebê está fora dos limites da normalidade. Vamos estabelecer, antes de mais nada, alguns parâmetros importantes:

1. A temperatura normal do corpo de uma criança é igual à de um adulto e pode variar de 36,2 a 36,9°C. Há casos – raros, na verdade – em que pode estar um pouco abaixo (como 35,8°C) ou um pouco acima (37,1°C, por exemplo), mas isso não é qualquer anomalia ou doença.
2. A temperatura deve ser tomada com termômetro de mercúrio, graduado em centígrados. Outros termômetros, como os digitais, também podem ser usados, desde que sejam de boa procedência e estejam com a bateria carregada.
3. A temperatura deve ser medida sob a axila durante 3 minutos. Medições retais têm indicações específicas e não devem ser usadas rotineiramente. As medições bucal e auditiva também não têm indicação, por não serem confiáveis.

4. Considera-se febre quando a temperatura axilar está acima de 37,5°C após 3 minutos de medição. Se ela estiver entre 37 e 37,5°C, considera-se estado febril ou febrícula. Nesse caso, recomendam-se medir a cada 2 ou 3 horas e tomar providências se houver aumento gradual.

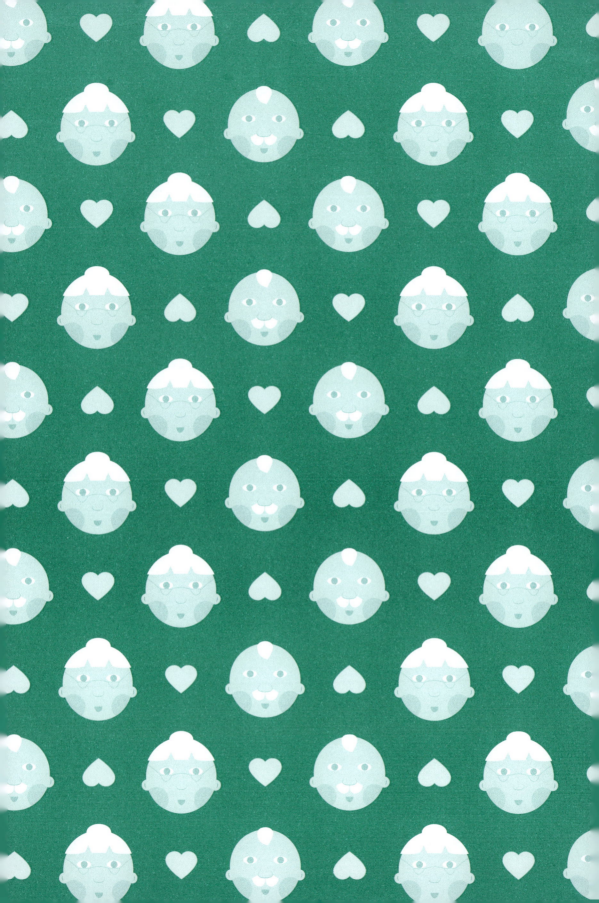

CAPÍTULO 11
OS AVÓS

NO MAGNÍFICO LIVRO DO DR. BRAZELTON, da Boston University, *Touchpoints – the essential reference*, há um capítulo inteiro dedicado aos avós. Acredito que o ditado "Quem beija meus filhos adoça a minha boca" pode ser estendido para os netos.

Nos muitos anos de experiência profissional, conheci tantos pais e mães quanto avôs e avós. Quando residente de Pediatria, ficava intrigado, quando não contrariado, ao ter de dar informações a avós, quando da ausência de pais ou mães de pacientes que eu acompanhava na enfermaria do hospital. Eu achava que pais e mães eram insubstituíveis no cuidado aos filhos e, portanto, eram os únicos que deveriam ser informados de sua condição clínica.

Felizmente, meu conceito mudou. Entendo que as demandas da vida moderna obrigam, com frequência, que outras pessoas da família cuidem e levem a criança ao médico. Hoje, quando recebo uma criança acompanhada do seu avô, sei que tudo me será informado sobre o problema que os levou ao consultório, assim como sei que minha prescrição será integral e totalmente considerada, além de saber que mesmo o dito e não escrito será transmitido aos pais.

Avós ficam com os netos para ajudar seus filhos. Mas não apenas ajudam: ensinam também. A força do passado é que sedimenta e fortifica as raízes da sabedoria e as lembranças dos avós, tão necessárias para o fascinante início da vida em família.

Cá entre nós, família está na moda também porque é necessária. Crianças que têm o privilégio e o luxo de conviver com avós, tios, tias e primos já saem com a vantagem de ter modelos de desenvolvimento e maturidade emocional bem próximos a elas.

As diferenças de opinião não faladas e as tremendas mudanças nas novas gerações podem criar resistência dos pais em procurar ajuda ou conselho dos mais velhos. O medo de intromissão (que pode ser interpretada como invasão) ou mesmo de rejeição pode tornar os avós mais cautelosos, mas esta época em que vivemos talvez seja o tempo em que diferentes gerações compartilhem conceitos e preocupações mais desarmados, numa boa, aberta e amorosamente.

UMA SITUAÇÃO MAIS COMUM DO QUE SE PENSA

Refiro-me agora à síndrome dos avós virtuais. É mais frequente do que se imagina e constitui um evento de grande sofrimento aos familiares envolvidos.

A síndrome ocorre quando, por qualquer razão ou mesmo sem razão alguma, o filho ou a filha e seu respectivo cônjuge, ao terem o seu bebê, afastam-se e alienam os avós – paternos ou maternos, tanto faz.

Alienar significa deixar os avós à parte, sem contato com os netos. Em outras palavras, significa não permitir que os avós tenham um encontro mais próximo com os netos, tanto no período de recém-nascido quanto durante a infância. No máximo, permite-se aos avós virtuais um encontro anual por ocasião dos aniversários das crianças.

Quando os avós tomam alguma iniciativa de se aproximar e perguntam ao casal o que poderia ter causado esse tipo de comportamento, frequentemente o pai ou a mãe da criança alegam problemas antigos, traumas não resolvidos. Às vezes, os motivos alegados são até fúteis.

Lembro-me, agora, de muitas reportagens de revistas como *O Cruzeiro* ou *Manchete*, em que se mostrava um casal recém-separado, e o texto do relato dizia, no mais das vezes, que "a separação se dera por motivos fúteis". Era moda.

Em alguns casos extremos, aos avós não é permitida a visita aos netos – "talvez, lá pelas 10 da manhã de sábado, se você quiser vê-lo(a), vou passear com o ele(a) no parquinho" –, os netos não visitam e jamais dormem na casa dos avós, e estes acabam, ao longo dos anos, desligando-se dos netos e, por tabela, do filho ou da filha e de sua respectiva família. É a fase clínica da "desconexão familiar". Repito: são a exceção da exceção.

Isso tudo é causa de grande amargura. Muitos avós acabam nem se sentindo avós de verdade, mas, sim, avós "virtuais". Sentem-se vítimas de um preconceito, tendo em comum com os netos somente o sobrenome.

Pais e filhos podem discordar sempre – isso é até saudável e ocorre com uma frequência enorme –, mas alienar os pais e puni-los com a proibição de compartilhar experiências de vida com o netos é algo a ser evitado.

Infelizmente, a menos que haja um juramento de morte – já ouviram falar da nora que queria (metaforicamente, é claro) matar o sogro ou do genro que queria enforcar a sogra? –, não se encontra nenhuma razão mais forte ou decididamente válida para justificar esse comportamento. Também não existe uma solução a curto prazo para resolver esse quadro. A situação pode se cristalizar e permanecer assim por muitos e muitos anos, sem que os pais dessas crianças alijadas do convívio dos mais velhos se deem conta e tomem ciência da gravidade e das consequências desse seu comportamento.

Também já vi casos em que acontece o contrário: os desligados e desconectados da família são os avós, que se comportam de modo pouco interessado e indiferente aos netos por razões que muitos pais e mães não conseguem compreender. Em geral, esses avós foram pais omissos, excessivamente liberais, e, por uma questão de personalidade, não mostram aos netos a afetividade que seria de se desejar nem por ocasião das celebrações anuais, como aniversários, festas religiosas e coisas afins. Essa é uma situação difícil de reverter e que causa enorme tristeza na família. Muitos pais e mães de crianças pequenas sofrem – e muito – com esse tipo de comportamento.

Vale a pena transcrever o que consta no Estatuto da Criança e do Adolescente, editado em 2001:

> Embora não consignado expressamente na sistemática das nossas leis que regulam as relações de família, é evidente o direito dos avós de se avistarem com os netos em visita. Doutrina e jurisprudência confirmam ou aplaudem esse ponto de vista, que se funda na solidariedade familiar

e nas obrigações oriundas do parentesco. Sem dúvida alguma, o direito dos avós se compreende hoje como decorrência do direito outorgado à criança e ao adolescente de gozarem da convivência familiar, não sendo demais entender que nesse relacionamento podem ser encontrados os elementos que caracterizam a família natural, formada por aquela comunidade familiar constituída de um dos pais e seus descendentes, inserida na Constituição Federal e no Estatuto da Criança e do Adolescente. O direito de visita dos avós existe em qualquer situação, até mesmo quando regular a convivência conjugal dos pais dos menores, embora tenda a se agravar nas hipóteses de deterioração do casamento, com separação judicial ou do divórcio dos genitores, em razão dos desentendimentos pessoais que acabam se estendendo entre pais ou sogros.

Pessoalmente, sou muito favorável à exposição das opiniões que os pais dos pais me trazem (talvez por me aproximar da "melhor idade" e compreender a maneira de pensar de uma pessoa mais velha). Ouço-os respeitosamente, mesmo quando não estou de acordo. Sei que querem contribuir com o melhor que há para seus filhos e netos. "Avó é mãe duas vezes. Portanto, vale por duas", assim dizem minhas interlocutoras.

Há, neste livro, duas ou três histórias em que a atitude dos avós pode ser interpretada como criticável pelo leitor. São frutos, em parte, de minha fantasia e, claro, de meu senso de humor.

Peço ao leitor ou leitora que já desfrutam do maravilhoso privilégio de ser avós que enxerguem como exceção os tipos descritos nas histórias em questão.

Transcrevo, para dar um toque de humor, uma crônica do escritor Luis Fernando Veríssimo, saborosa e cheia de sabedoria, cujo título é, muito apropriadamente, "Como ser avô".

Como ser avô

Avô é uma espécie de pai com sursis. O que pai faz por obrigação avô faz – ou não faz – por escolha. Pai tem que estar sempre pronto para trocar as fraldas do bebê. Avô pode estabelecer limites às suas atribuições. Fralda com xixi, vá lá, numa emergência. Agora, fralda com cocô, nunca.

Outra coisa: o colo. Como se sabe, existem dois tipos de colo, o utilitário e o festivo. Colo utilitário é quando a criança fica na vertical recebendo tapinhas nas costas, depois de mamar, e seu objetivo é provocar o arroto. Arroto e pum são as duas principais realizações do bebê nos seus primeiros meses de vida. São recebidos com manifestações de entusiasmo da família, como se ela tivesse passado no vestibular. O avô mantém distância nas horas do colo utilitário. Pode fazer parte da torcida, soltar um "Viva o Brasil" na hora do arroto, se for dos bons, ou de um pum particularmente ressonante. Dar apoio moral, e só. No colo vertical o avô não consegue desempenhar sua principal função, que é a de olhar o rosto da criança, maravilhado. Depende da informação de terceiros para cumprir sua missão ("ela tá de olho aberto? Fechado? Tá rindo?"). Já o colo festivo, na horizontal, é para a adoração e nada mais. No colo horizontal até um pum extemporâneo pode ser tomado como uma deferência especial ao bobo que a segura. Para colo horizontal, avô tem preferência.

Outra função importante de um avô é falar racionalmente, com voz normal, com o bebê recém-nascido. Relatar os fatos do dia, pedir sua opinião, sugerir que ela não se desespere com as opções limitadas de sua alimentação no momento (só duas, peito direito e peito esquerdo, pois com o tempo as coisa melhorarão bastante. Logo virão as papinhas e as sopinhas e eventualmente os carrés de cordeiro com batatas Dauphine e cebolas carameladas, e arrotos com muito mais conteúdo). Claro que o avô não espera que a criança o entenda, e muito menos que responda. É para saber que nem todos falam com voz de bebê e fazem perguntas retóricas como "Cadê a coisinha mais fofa, cadê?" e que ela não caiu num mundo de malucos. E que o nível das conversas também melhorará com o tempo. Passada a primeira fase, o avô deve acompanhar todas as etapas de crescimento da criança na capacidade que lhe for pedida, salvo risco de deslocamento de coluna. Ouvi dizer que a neta de um amigo começou a estudar balé e exige que o avô faça pliés junto com ela. Não sei se quando chegar a minha hora conseguirei ficar de pé, mas estou preparado.

Eis o que escreveu o dr. Drauzio Varella por ocasião do nascimento de sua neta:

Os netos surgem em nossas vidas quando estamos mais maduros, menos preocupados em nos afirmar, mais seletivos afetivamente, desinteressados de pessoas que não demonstram interesse por nós, libertos da ditadura que o sexo nos impõe na adolescência e cientes de que não dispomos mais de uma vida inteira para corrigir erros cometidos, ilusão causadora de tantos desencontros no passado. A aceitação de que não temos diante de nós todo o tempo do mundo cria o desejo de nos concentrarmos no essencial, em busca do máximo de felicidade que pudermos obter no futuro imediato. A inquietude da inexperiência e os desmandos causados por ela dão lugar à busca da serenidade. Fase inigualável da vida, quando abandonamos compromissos sociais para brincar feito crianças com os netos, sem nos acharmos ridículos.

Do cronista Roberto DaMatta, transcrevo uma crônica que se refere às atividades e aos pensamentos de um avô:

> Como é que eu consegui não só ser um pai razoável, mas também um bom avô? E digo isso, queridos leitores, porque o laço entre pais e filhos não se resolve, mas o de avô e neto, como o de tio e sobrinho, têm a doçura da ausência das obrigações de educar e impor limites. Não há nos Dez Mandamentos nenhuma referência a "honrar os avós" porque, em primeiro lugar, eles não fazem os netos no sentido bíblico e corrente do termo. Uma vez minha mulher notou, ao observar minha paciência com os netos: "como pai sua nota foi zero, mas dou-lhe dez como avô. Passou com média cinco!"

Recebi este texto de uma querida amiga, também avó recente, que desconhecia a autoria:

> Netos são como heranças, você os ganha sem merecer.
> Sem ter feito nada para isso, de repente lhe caem do céu...
> É como dizem os ingleses, um Ato de Deus.
> Sem se passarem as penas do amor,
> sem os compromissos do matrimônio,
> sem as dores da maternidade, trata-se de um filho apenas suposto.
> O neto é, realmente, o sangue do seu sangue, filho do filho, mais filho que filho mesmo...
> Sessenta anos, sessenta e cinco, setenta...

Você sente, obscuramente, nos seus ossos,
que o tempo passou mais depressa do que esperava.
Não lhe incomoda envelhecer, é claro.
A velhice tem suas alegrias, as suas compensações:
todos dizem isso, embora você, pessoalmente,
ainda não as tenha descoberto, mas acredita.
Todavia, também obscuramente, também sentia seus
ossos, às vezes lhe dá aquela nostalgia da mocidade.
Não de amores com suas paixões: a doçura da meia-idade não lhe exige essa efervescência.
A saudade é de alguma coisa que você tinha
e que lhe fugiu sutilmente junto com a mocidade.
Bracinhos de criança.
O tumulto da presença infantil ao seu redor.
Meu Deus, para onde foram as suas crianças?

Naqueles adultos cheios de problemas que hoje são os
filhos, que têm sogro e sogra, cônjuge, emprego,
apartamento e prestações, você não encontra de
modo algum as suas crianças perdidas.
São homens e mulheres adultos; não são mais aqueles
que você recorda.
E então, um belo dia, sem que lhe fosse imposta
nenhuma das agonias da gestação ou do parto,
o doutor lhe coloca nos braços um bebê.
Completamente grátis, nisso é que está a maravilha.
Sem dores, sem choros, aquela criancinha da qual
você morria de saudades, símbolo ou penhor da mocidade perdida.
Pois aquela criancinha, longe de ser um estranho,
é um filho seu que lhe é devolvido.

E o espantoso é que todos lhe reconhecem o seu direito
de o amar com extravagância.
Ao contrário, causaria espanto, decepção se você não o
acolhesse imediatamente com todo aquele amor recal-
cado que há anos se acumulava, desdenhado, no seu coração.

Sim, tenho certeza de que a vida nos dá netos
para nos compensar de todas as perdas trazidas pela velhice.
São amores novos, profundos e felizes, que
vêm ocupar aquele lugar vazio, nostálgico,
deixados pelos arroubos juvenis.

É quando vai embalar o menino e ele, tonto de sono,
abre o olho e diz:
"Vovô", seu coração estala de felicidade, como pão no
forno!

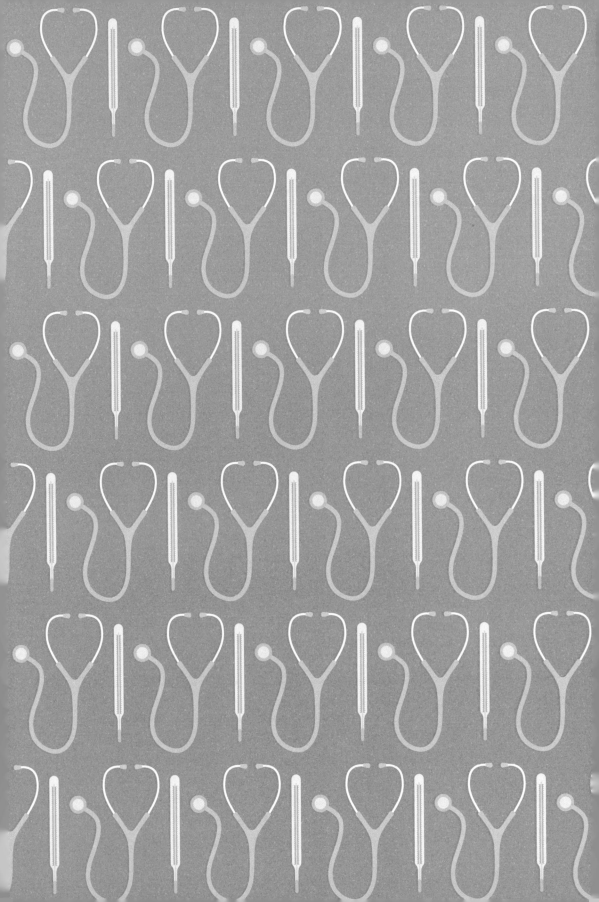

CAPÍTULO 12
O PEDIATRA E A CONSULTA PEDIÁTRICA

FUTUROS PAIS E MÃES COSTUMAM PERGUNTAR, após frequentarem as aulas do curso de preparação ao parto, como escolher o pediatra de seus filhos. Aqui vão alguns dos critérios que considero mais importantes:

1. O pediatra deve ser um profissional atualizado com os progressos da especialidade, estar em dia com as últimas conquistas das pesquisas científicas e frequentar cursos e congressos. Enfim, deve estar "por dentro" das novidades.
2. Em decorrência disso, certamente esse médico será indicado por colegas de outras especialidades, que estão a par dos pediatras que mais se destacam como profissionais afeitos aos problemas da infância.
3. Verifique se o seu pediatra atende filhos de colegas médicos. Essa talvez seja a melhor indicação de que ele é realmente um profissional conhecido por seu tirocínio, é sério e de conduta irretocável, pois os próprios colegas nele confiam suas famílias.

Faz parte das obrigações do pediatra fornecer atestados de saúde tanto à mãe e ao pai que trabalham quanto à criança, para evitar que ela perca aulas ou provas.

4. Não menos importante é a empatia, que faz a mãe e o pais se sentirem confiantes, tranquilos e bem informados quando consultam o seu pediatra. Às vezes, somente essa empatia já é um critério definitivo para a escolha do profissional.
5. É melhor que o pediatra seja uma pessoa de acesso fácil, com vários telefones e que tenha horários flexíveis na marcação de consultas. Se houver intercorrências durante a madrugada, não hesite em perguntar se o seu médico faz chamados ou orienta à noite.
6. Finalmente, o pediatra deve demonstrar gosto pelo que faz, quando não entusiasmo genuíno. Não há nada menos estimulante em uma consulta do que um atendimento impessoal, "morno", aborrecido ou carrancudo.

Faz parte da consulta pediátrica a recomendação de repouso e dieta leve durante o tratamento de uma amigdalite ou diarreia, por exemplo. Se a criança estiver vomitando, pode-se fazer hidratação oral com o chamado soro caseiro de reidratação, especialmente quando ela demonstrar sede intensa, ainda que apresente sinais de desidratação leve. Existem líquidos de reidratação com as porcentagens adequadas de sais, vendidos em farmácias. É melhor que não se administre medicação como antieméticos (contra os vômitos) nesses casos. O pediatra deve, ainda, dar uma ideia da duração da doença (da febre, da tosse, da diarreia) até que as medidas tomadas façam efeito.

Futuros pais e mães perguntam também se vale a pena fazer uma consulta com o pediatra de sua escolha antes do nascimento do bebê. Acho que é uma boa ideia, pois nessa consulta muitas dúvidas a respeito do parto e dos dias na maternidade podem ser dirimidas, além de se poder discutir quando e com que frequência o bebê deverá visitar o consultório. É melhor saber das linhas de conduta do profissional em relação às vacinações, aos medicamentos e aos exames que devem ser feitos no seu bebê. Essa consulta pode ser feita cerca de 2 a 3 semanas antes da data prevista para o parto, pois é nessa época que os pais começam a ter preocupações com os cuidados com o recém-nascido.

A consulta com o pediatra dura cerca de 30 a 45 minutos. Alguns pais fazem questão de acompanhar suas mulheres quando o bebê vai ser examinado; às vezes, eles até as substituem quando há algum impedimento para a presença da mãe. É o pai que participa, ajuda, troca e, enfim, faz as vezes de mãe quando ela tem alguma dificuldade. O que não quer dizer que pais que não acompanham as mães nas consultas não sejam também participantes, obviamente.

É muito comum as crianças chorarem durante as consultas, especialmente aquelas de idade entre 1 e 3 anos. Por vezes, as mães ficam especialmente angustiadas e sofrem junto com os seus bebês. É nessas horas que o profissional tem de mostrar sua calma e firmeza e transmitir tranquilidade para a criança e sua mãe. Entretanto, essa é uma tarefa, às vezes, extremamente difícil.

Uma das situações mais frustrantes para o pediatra é o exame de uma criança birrenta, respondona, que impede que a mãe a dispa aos gritos e pontapés. Muitas vezes, o profissional é obrigado a intervir ou pedir a ajuda de terceiros, como a enfermeira/secretária, para conter um paciente com raiva do médico. Confesso que já deixei de examinar como gostaria em situações como essa, e certamente minha prescrição também pode ter sido incompleta. Nesses casos, sempre proponho aos pais um novo exame nos dias seguintes, até que eu me sinta confortável para prescrever adequadamente.

Na minha opinião, não basta fazer um diagnóstico correto e medicar com as drogas adequadas. Caso haja suspeita clínica de problema cirúrgico, o pediatra deve acompanhar todos os passos da elucidação do processo, assim como presenciar a cirurgia que poderá ocorrer em seguida, com a anuência dos pais. Em conjunto com o cirurgião, o pediatra dará todas as informações pertinentes à doença, ao tempo de permanência no hospital e às devidas recomendações de alta.

Tenho por hábito telefonar para os pais, nos dias seguintes à consulta, para saber se meus pacientes estão reagindo favoravelmente à medicação prescrita. Por outro lado, fico extremamente gratificado quando recebo telefonemas de mães e pais me informando da melhora de seus filhos com o tratamento instituído.

Existem, tanto na Pediatria como nos outros ramos da Medicina, várias linhas ou alternativas de tratamento: alopatia, homeopatia, antroposofia, naturalista e outras. Minha formação é alopática e, por isso, uso métodos diagnósticos baseados fundamentalmente na história clínica, nos antecedentes e nos exames de laboratório e imagem. Utilizo os medicamentos farmacológicos alopáticos para tratar as várias afecções infantis.

CHAMADOS DOMICILIARES

– *Doutor, o senhor poderia vir aqui em casa examinar minha filha?*

Meus pacientes estrangeiros, principalmente os da América do Norte, não estão acostumados a ter o pediatra tão disponível a ponto de fazer um "*house call*" e ficam muito gratos a nós por essa facilidade. Nos Estados Unidos, emergência pediátrica resolve-se em hospital.

O chamado para uma consulta em casa exige, no mais das vezes, uma disponibilidade próxima àquela que o Corpo de Bombeiros tem, ressalvadas as devidas proporções. Pediatras também "apagam incêndios".

Ocorre que a consulta a um doentinho em casa nem sempre é feita nas condições ideais, de forma que sempre peço aos pais para levarem a criança ao consultório depois de alguns dias da consulta no domicílio.

Lembro-me sempre das histórias que o dr. Neves, antigo chefe de clínica na pediatria, contava, nos intervalos das visitas aos pacientes internados do Hospital Menino Jesus. Aí vai uma – nem sei se deveria colocar essa história neste livro, mas são tempos que já se passaram. De qualquer modo, é uma lição de vida:

> Sexta-feira garoenta, ninguém quis vir ao consultório. Eu já estava passando a chave, lá pelas seis da tarde, quando me aparece um sujeito maltrapilho, a roupa molhada, os cabelos brilhando da chuva: "Doutor Neves, o senhor precisa vir ver meus filhos agora mesmo, 'tão' péssimos lá em casa.". Naquela época, médico não tinha nem carro, não tinha como ir até a casa do cavalheiro e fazer o atendimento. Disse-lhe para levar as crianças ao Hospital das Clínicas, mas o camarada insistiu, disse que estava com o táxi nos aguardando. Lá fomos, então, nos baixios de uma várzea, onde havia alguns casebres com telhado de zinco. O táxi para à porta de um barraco dos mais lamentáveis daquela rua lamacenta. Ao descer, eu disse ao motorista: "Me espere, por favor, pois vou precisar do seu serviço para me levar de volta". Entro e me deparo com a cena num quarto único com fogão, pia e cama, onde três vultos, iluminados por uma lamparina de querosene, estavam deitados: a mãe e

seus dois filhos. Examino-os, medico-os, dou-lhes a receita e algumas amostras grátis. Ao sair, o sujeito me pergunta: "Quanto é, doutor?". E eu digo, consciente da precariedade de suas condições de vida: "Olha, se você puder pagar o táxi até aqui, ficamos conversados e está muito bom. As consultas eu fiz de graça, vai". O camarada então mete a mão no bolso, retira um maço enorme de notas de 50 e 100, procura uma de 10, quase não acha, entrega ao motorista e me diz: "Tá barato, doutor, 'brigadão'! Nem tem dúvida que daqui pra frente seremos seus clientes!".

Lembrei-me da citação feita pelo dr. Auro Del Giglio, em uma palestra sobre a medicina na antiguidade, de um ensinamento de Maimônides, grande médico de Sefarad e nascido em Córdoba, em 1135: "O médico que nada cobra por seu trabalho nada vale".

OS GÊMEOS

São chamados assim mesmo, os gêmeos. "Que lindos os gêmeos. Você viu?", "Ah, que gracinhas, vai ver é porque são gêmeos…". Vez ou outra os chamam pelos nomes. Por que será? Pessoalmente, acho que é uma forma carinhosa de se referir a eles: "Os gêmeos fizeram isso", "As gêmeas comeram aquilo", "Os gêmeos se vestiram igualzinho" e assim por diante.

E quando são univitelinos (uma só bolsa amniótica, uma só placenta), sem qualquer diferença visível entre eles, como identificá-los? A menos que haja uma marquinha em qualquer parte, nas primeiras semanas, fica difícil mesmo.

A futura mãe de gêmeos tem, naturalmente, um receio um pouco maior em relação ao nascimento de seus filhos. Quando é possível os ter por meio de parto normal, vaginal, ótimo. Mas é de todo interessante que haja um pediatra na sala de parto para cada criança. Em casos de trigêmeos, essa recomendação é ainda mais pertinente, mesmo porque certamente o nascimento dos três acontecerá por meio de cesariana.

Existe um artigo escrito há cerca de três décadas pelo grande pediatra inglês Peter Dunn, que até hoje é importante referência pelo primor de objetividade e concisão a respeito dos gêmeos. Em resumo, ele diz que cada gêmeo é uma pessoa diferente da outra, desde seu equipamento genético até suas particularidades emocionais. Havia um tempo em que os pais faziam questão de vestir os irmãos com o mesmo padrão de roupa; no carnaval, colocavam a mesma fantasia; na escolinha, ficavam na mesma classe. Nada mais equivocado. A comparação e a consequente competição entre os gêmeos tornava-se inevitável, e daí nascia uma verdadeira animosidade entre os dois, quando – tenho certeza – o objetivo dos pais era exatamente o oposto.

Exemplos de telefonemas que podem ser verdadeiramente angustiantes para o pediatra:

– A tosse da Estefânia já dura 4 meses. Troquei o leite de vaca por leite de soja, e o avô, que é médico, acha que pode ser um troço no coração. O que eu faço?

Mais um:

– Doutor, passaram-se 3 dias e já dei ao Toninho todos os remédios que o senhor mandou, mas a febre continua. Eu faço o quê agora?

Outro:

– A Marília já vomitou 4 vezes, desde anteontem, e mediquei como o senhor mandou. Hoje está com o cocô mole... Que outro remédio eu posso dar?

Mais um:

– A falta de ar e a tosse não dão sinais de ceder, doutor, e olha que isso começou semana passada. Desculpe falar, mas acho que seus remédios não funcionam. E então, doutor?

Este exemplo é demais, na madrugada:

– Doutor, resolvemos filmar a Nina dormindo. Só vendo para acreditar: ela se mexe toda, muito inquieta, resmunga, parece até que engasga. De repente, ela faz UUUUURRRRR-GGGGGHHHHH, sabe aquele som de cachorro cansado? Até já pedimos uma filmadora emprestada para gravar e lhe mostrar. Que será isso, doutor?

Outros exemplos:

– Podemos esperar mais um dia, doutor?
– Será que não vai piorar?
– Quer que eu leve a um pronto-socorro?
– Procuro um especialista?
– Minha vizinha deu outro remédio ao filho dela, que está com o mesmo problema do Beto, e a criança melhorou. Posso começar a dar esse outro remédio? Aliás, quer saber? Vou dar mesmo se o senhor disser que não devo!

Este monólogo é um primor de sadismo (ou masoquismo, nem sei mais):

– Ai, doutor, desculpe interromper, o senhor deve estar em consulta, mas preciso falar... Este bebê não melhora... Paulinho! Espera um pouco, meu filho, estou no telefone com o doutor! Então, doutor, a situação está brava, já dei tudo o que o senhor mandou e o Paulinho também já pegou essa gripe do irmãozinho... Paulinho, desliga o telefone, filho, estou falando! O senhor quer ouvir a respiração dele, doutor? Olha, ele está no meu colo, estou no 3º mês de gravidez, é mole? Ouve só, não é de preocupar a gente, doutor? Tosse, filhinho, não é pra dormir agora, caramba... Paulinho! Deixa eu falar com o doutor, você não! O pai dele até fez um vídeo de noite pra que o senhor ouça e veja como ele respira quando dorme. Escutou a respiração dele agora, doutor? Olha, estou super preocupada, nem sei mais o que eu faço... (De repente, ouço um ruído forte de vidro quebrado.) *Paulinho!! Desculpe, doutor, me liga depois... Não, não! Deixa que eu ligo outra hora, agora não dá pra falar, tá?*

Sinceramente, esses telefonemas só me deixam mais preocupado com meu paciente e com sua mãe. Intuitivamente, minha primeira medida é transmitir tranquilidade aos pais que me ligam, mas, muitas vezes, o efeito é o oposto ao que eu espero obter. Ou seja, os pais acabam procurando uma segunda ou até uma terceira opinião.

É evidente que os pacientes, nos exemplos citados, devem ser examinados. Não precisa ser por mim, mas eu prefiro que seja. Quando a criança se encontra em outra cidade, digo com toda a franqueza: "Seu pediatra, ou um profissional médico de bom conceito, precisa examinar seu filho". E resolver – ou pelo menos orientar com sensatez – o problema, sem mais delongas.

AS VONTADES DE JULIANA

– Mas Juliana tem só 3 meses, doutor! Tão novinha e tão cheia de vontades!

Digo sempre às mães, e principalmente às avós (que se esqueceram como é ser mãe, conforme elas mesmo me dizem), que um bebê de semanas ou poucos meses já percebe bem o mundo ao seu redor, com os cinco sentidos básicos – tato, audição, gustação, olfato e visão – e mais um: a intuição, e todos bem aguçados. Conforme o seu temperamento, mais calmo ou mais ativo, vamos presenciar as mais diversas atitudes. Cito, como exemplo, a consulta com Juliana, que veio com queixa de irregularidade nas mamadas e constipação intestinal:

– Ela mama no peito, mas ora é em um seio, ora em ambos, e nunca obedece a horários, como o filho de minha amiga. Mais: se eu estiver assistindo TV, ela interrompe a mamada e quer assistir também! Não é demais?

Ao exame, nada encontrei de irregular. Juliana esperneava, gritava, mas não vertia uma lágrima sequer. A mãe e a avó tentavam acalmá-la de todas as formas, sem sucesso. Notamos que ela olhava com desespero para mim, e concluímos unânimes que ela estava "me dando uma bronca".

Ao término do exame, já vestida, brindou-me com um sorriso maroto, como quem diz: "Sou mais esperta do que todos. Inclusive você, sabichão!".

A mãe ofereceu o seio, Juliana abocanhou o mamilo ruidosamente e com vontade. Enquanto conversávamos, já confortavelmente sentados na minha sala, Juliana interrompia a mamada a cada momento para nos encarar, como quem não quer perder nada do papo.

Expliquei à mãe e à avó que Juliana tem um temperamento forte e aguçado, e que este lhe é inato. Contei-lhes, como exemplo oposto, sobre o comportamento de Guilherme, da mesma idade de Juliana, que se concentra no que faz e não larga o seio da mãe nem que "caia o mundo".

A CRIANÇA E AS AGRESSÕES

Certo dia, após uma consulta relativamente longa com duas irmãs de 2 e 4 anos, entrou no consultório a minha secretária, pálida e trêmula:

– Doutor, tenho que lhe contar uma coisa que acho que é grave.
– Diga logo! – disse eu, já começando a imaginar coisas.
– É o seguinte: depois que o senhor examinou as crianças e elas vieram para a sala de espera, a babá (que lia uma revista enquanto eu examinava as pacientes) começou a repreendê-las enquanto brincavam, chegando até a dar uns tapas na irmã mais velha. Fiquei revoltada.
– Puxa, não é para menos.

Fiquei sem ação. Minha revolta não era menor. A mãe, as filhas e a meliante agressora já haviam se retirado. Pensei em ligar assim que terminassem as consultas do dia. Depois, achei melhor ter uma conversa mais a fundo com os pais sobre a agressão – se possível, os dois – em uma nova consulta. Marquei, então, a conversa, mas sem a presença das crianças.

Os pediatras não têm como supor que ocorram fatos como esse, em casa ou em outros lugares, sem a desconfiança ou o conhecimento dos pais. Mas acontecem. É, portanto, obrigação do médico alertá-los, para que demitam a agressora por justa causa e informem ao Conselho Tutelar, conforme o Artigo 13º do Estatuto da Criança e do Adolescente. Enfim, o pediatra deve agir de forma efetiva na prevenção da vitimização das crianças, circunstância que certamente levará a consequências imprevisíveis; estas, sim, bem mais difíceis de lidar.

O diagnóstico de violência pressupõe, de início, a realização de uma consulta suficientemente longa e pormenorizada com a família para que as informações obtidas confiram com o que se pode achar clinicamente. Em um grande número de casos, porém, não há sinais da violência que a criança sofreu, mas tão somente algumas evidências relacionadas a alterações emocionais, ao desenvolvimento intelectual, a dificuldades escolares e a comportamentos "fora do comum".

– Na minha casa tem escada, e o Pedrinho, com 2 anos e 2 meses, gosta de se aventurar pela cozinha. Sou obrigada a ficar de olho nele o tempo todo, doutor!
– Não precisa ficar de olho o tempo todo, não. Coloque uma barreira para a escada, uma portinhola de madeira com trava, em cima e em baixo, e uma outra à porta da cozinha. Vale a pena prevenir acidentes.

Marquinhos já tem 2 anos, é muito alegre, falante e irrequieto. Sua pele é muito clara, apesar de os cabelos e olhos serem bem escuros. Talvez por isso seus pais insistam para que eu verifique o grau de palidez às consultas. Os outros familiares consideram-no anêmico (o hemograma é normal, diga-se de passagem).
Certa tarde, Marquinhos veio trazido pelo pai e pela avó materna (a mãe é uma publicitária de sucesso, quase nunca tem tempo de acompanhar o filho), com a queixa de febre de 37,7°C e coriza espessa. Diagnóstico: estado gripal. Enquanto eu redigia a prescrição, ouvi com interesse o seguinte diálogo entre sogra e genro:

– Eu sei o que esse menino come: nada.
– Mas, dona Ermengarda, a senhora me disse que ele adorou o bife de fígado que a senhora deu no almoço!
– É, mas hoje ele só comeu metade. No meu tempo, a gente dava emulsão de Scott, Biotônico, um estimulante de apetite. Doutor, o senhor não acha que esse menino está anêmico? Ele não precisa de uma picanha? Como está o cálcio dele?
– Olha – diz o genro – dessa vez eu não estou de acordo com a senhora. Em casa dou sempre uma carne de sopa, coxão duro bem cozido. Fora a sopa de ervilha e legumes, que eu mesmo preparo.
– Coxão duro? Carne de segunda. Se fosse eu, só dava filé mignon para ele, isso sim.
– Mas coxão duro é carne vermelha, né? Tem ferro e proteínas. E tem muito.

Aparentemente derrotada, a avó pega Marquinhos no colo, despede-se de mim e ruma carrancuda para a sala de espera. O pai sorri amarelo, abre os braços em um gesto de desalento e diz:

– Doutor, nem calcule o tamanho do problema que vou ter de enfrentar hoje à noite com minha mulher!

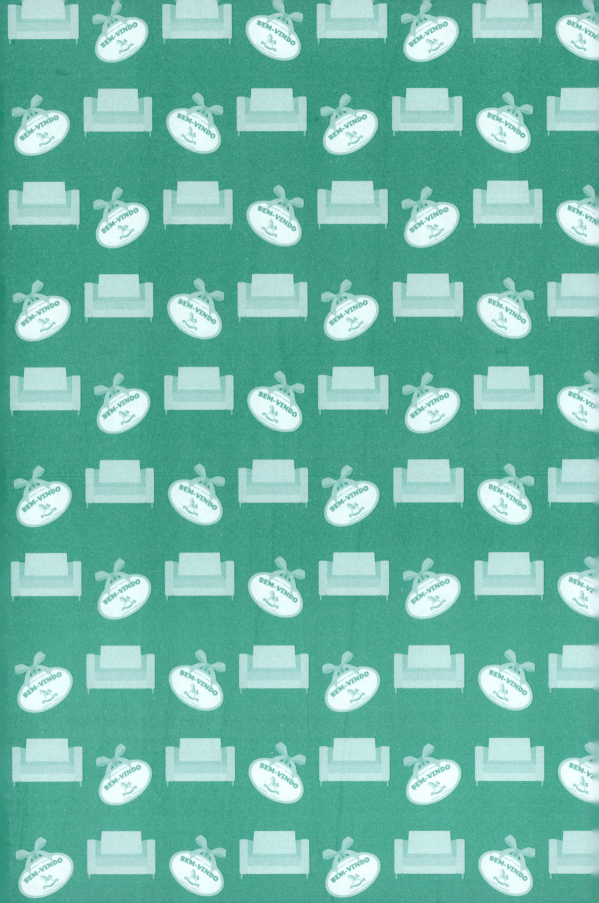

CAPÍTULO 13

VISITA AOS QUARTOS

FAZ PARTE DAS ATIVIDADES DO MÉDICO de bebês a visita rotineira aos quartos das mães, ainda na maternidade.

Sempre achei que existe um certo fascínio em, ao entrar no quarto onde agora existe mais um membro da família, perscrutar os sentimentos das pessoas próximas desse novo ser.

As visitas seguintes mostram como aquelas pessoas ansiosas no primeiro dia transformam-se em pais tranquilos e prontos para sua nobre "carreira" ao levar seu bebê para casa no dia da alta.

Descrevo, a seguir, algumas situações que vivi e que me marcaram de alguma forma. De modo geral, a visita médica é uma ocorrência tranquila, sem percalços, mas estas não foram.

POSSO FALAR?

Domingo. Bato na porta e entro no quarto da mãe. Televisão ligada. O pai, na cama de acompanhante, assiste indiferente a uma corrida de Fórmula 1. Ninguém diminui o volume.

– *Com licença, bom-dia!*
– *Bom-dia. Pode entrar, doutor.*
– *Meu nome é Dr. Hermann, sou o pediatra, vim dar informações sobre o seu bebê* – sinto minha voz competindo com a TV.
– *Ah, que bom que o senhor veio, doutor! Estou tão preocupada... Acho que não tenho leite, o bebê só dorme...*
– *Bem, nossa recom...*
– *O que é que eu faço, hein? Já soube que o bebê perdeu peso. Está certo isso, doutor?*
– *O que ocorre é o seguin...*
– *Assim não vai dar, doutor. Fiquei acordada a noite toda oferecendo os dois peitos, e nada de esta criança mamar, ele pega e larga!*
– *A senhora tem que...*
– *Puxa, doutor, vou lhe dizer uma coisa, não vou ter mais filhos, não. Que trabalheira! Olhe pra mim, estou acabada, os peitos feridos!*
– *Minha senhora, deixe-me expli...*
– *De qualquer forma, obrigada, doutor. O senhor foi muito gentil em me visitar. Volte mais tarde para as explicações, tá? Vou ligar pra minha avó. Ela que sabe das coisas!*

Arrisco, quase vencido:
– *Posso ao menos informar o peso do bebê?*

O MÉDICO QUE PERTURBA

Entro no quarto, dia de alta, 11 horas da manhã.

– *Bom-dia!*

Nada. Escuridão no quarto. Silêncio total. Minha sensação é de que entrei no lugar errado. Repito, sussurrando:

 – *Bom-dia!*

Noto um movimento no leito, de alguém incomodado no melhor do sono. Na cama do acompanhante, um vulto imóvel.

 – *Quem é o senhor?*
 – *Sou o Dr. Hermann, o neonatologista. Vim dar infor...*
 – *Mas tão cedo? Pô, que sacanagem!*

Tem horas que a profissão é de fé e esperança, e, por isso, não desisto.

 – *Minha senhora, o peso do seu bebê hoje é 3 kg, perdeu 200 gramas, é normal. Caso a senhora queira saber mais alguma coisa, é só me chamar. Durma bem.*

Ainda ouço um sussurro antes de sair: "Que cara chato... Vá encher outro!".
 Pode?

INVISÍVEL
Dia movimentado, muitas altas, entro no quarto meio afobado.

 – *Bom-dia. Boas novas! O seu bebê está de alta hoje! A senhora também?*

Noto, com algum desconforto, que a mãe, de pé e de costas para mim, está ao telefone. Por vezes, resmunga algo ininteligível e me fita com ar desconsolado. Aguardo alguns minutos e, como ela não larga o telefone, ameaço sair, fazendo sinais de que volto mais tarde. A mãe gesticula indicando para eu esperar mais um pouco. Aguardo, ansioso, o fim da conversa, que não acaba. Começo a suar. O tempo passa, minutos longuíssimos, e a mãe continua a murmurar num idioma que nunca ouvi antes. Ela permanece de costas para mim. Saio de fininho.

Como o "amigo da onça", invento uma desculpa e peço a outro colega para dar a alta. Ufa!

QUEM MANDA AQUI?

– Bom-dia. Com licença, tudo bem?

– O que o senhor deseja? – pergunta a senhora baixinha, de olhos penetrantes, magra e descabelada, com o bebê no colo. A mãe, no leito, só observa. Deduzo que quem me responde é a avó.

– Eu sou o Dr. Her...

– O senhor me faz um favor, não chegue perto do bebê. Pode muito bem ser que esteja contaminado.

– Mamãe, esse é o pediatra, vem dar informações!

– Você deu à luz há pouco, poupe-se. Senhor, venha mais tarde. Agora não podemos atendê-lo.

Arrisco:

– O peso do bebê é 3.250 g, perdeu 40 g desde ontem...

A mãe:

– É normal não é, doutor?

A avó:

– Você se poupe, já falei!

E dispara para mim:

– Obrigado, senhor, e tenha um bom dia.

Já sabendo quem mandava naquela cena, decido fazer a visita à tarde. Saio do quarto, despedindo-me:

– Passar muito bem!

FAMÍLIA MODERNA

A jovem senhora, bronzeadíssima, embalava o sonolento rebento no colo, enquanto um senhor de uns cinquenta e tantos anos, bermuda de florzinhas, refestelado no sofá e claramente embevecido, sorria marotamente.

Entro pedindo desculpas por me intrometer na cena. Dou as informações e noto que a mãe me observa de alto a baixo, com uma certa dose de malícia.

Desvio o olhar, pois ela se encontrava totalmente nua. Passo a conversar, então, com o simpático acompanhante, para não trair meu embaraço. A visão daquela bela mulher era realmente perturbadora.

– Não se acanhe não, doutor. Sou o pai, mas não sou o marido. Vamos comemorar! Aceita um licorzinho?

"Família moderna!", penso eu, na minha quadrada maneira de ver as coisas.

Recuso polidamente. Ao sair do quarto, recebo um sorriso dos mais alvos daquela beldade, uma verdadeira deusa semissentada. Concluo, sentindo-me bem mais leve: como a vida é bela!

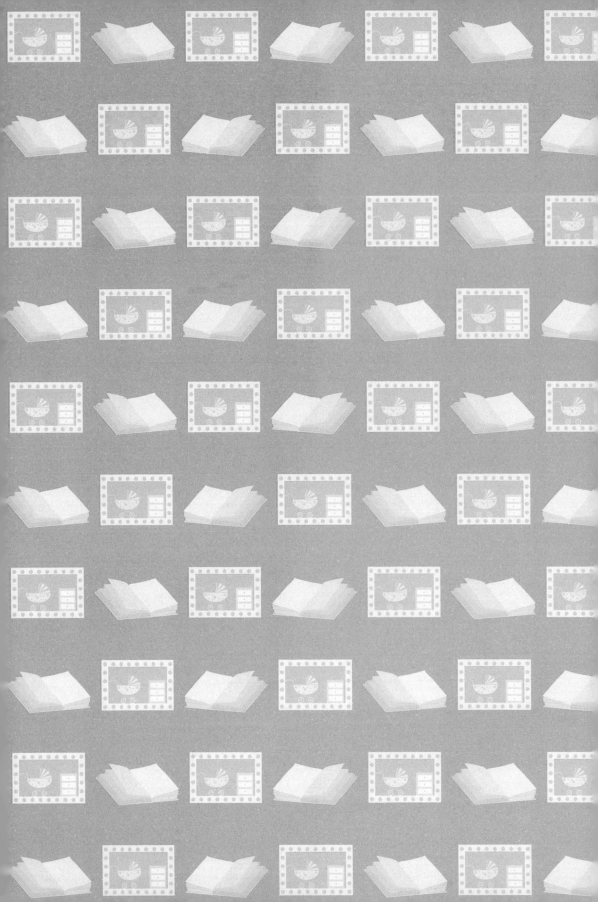

CAPÍTULO 14
HISTÓRIAS BONITAS

LEMBRO-ME DE ALGUNS CASOS INUSITADOS de longa data que transcreverei aqui, confiando menos na minha memória e mais nos prontuários que consegui consultar.

A história mais antiga data de 1976, ano em que voltei dos Estados Unidos, onde fiz o *fellowship* em Neonatologia. É a de um recém-nascido chamado Steve, que nasceu com somente 900 g. A mãe, uma norte-americana que morava em Buenos Aires, voltava de avião à sua terra juntamente com a família quando, em sobrevoo no espaço aéreo brasileiro, entrou em trabalho de parto prematuro. A tripulação do avião decidiu então por uma escala não programada em São Paulo, solicitando à equipe médica do Hospital Israelita Albert Einstein uma ambulância. Levada com urgência ao hospital, a mãe deu à luz o pequeno Steve, com a ajuda do meu amigo obstetra dr. Rubens, que forneceu meu nome à enfermagem como um dos especialistas em neonatologia que poderia atendê-la.

Naquela ocasião, o berçário do Einstein tinha poucos recursos; nem UTI existia ainda. Havia duas ou três incubadoras (Isolettes®) para os casos mais prementes.

Fui chamado pela enfermagem para ver o bebê, pois, como eu havia sido treinado nos Estados Unidos para acompanhar recém-nascidos muito pequenos e com peso muito baixo, parecia que o caso estava sob medida para mim. Ao examiná-lo, Steve pareceu-me bem e surpreendi-me pelo fato de encontrá-lo sem qualquer desconforto respiratório. Decidi alimentá-lo aos poucos, dando-lhe leite materno (da mãe e do banco de leite) por meio de uma sonda gástrica. A tática deu certo, e a perda de peso foi irrelevante, com um ganho subsequente dentro dos padrões normais. A mãe continuou sua viagem aos Estados Unidos 2 dias depois do parto, uma vez que a família e o pai já se encontravam em Akron, Ohio (na ocasião, ele trabalhava para a Goodyear). Pediu-me que a mantivesse informada da evolução de Steve e disse que viria buscá-lo quando decidíssemos pela alta.

E assim foi. Steve foi gradativamente ganhando peso e, de fato, era um bebê muito saudável, pois não houve qualquer complicação durante a sua estada no berçário. Com 2 meses e meio de internação, tinha peso suficiente para ir embora. Tenho uma foto 3 × 4 do Steve, cópia daquela que se coloca em passaportes, colada no painel de retratos do meu consultório. Sorte dele que teve evolução tão brilhante – e sorte minha também!

Lembro-me de outra história que aconteceu enquanto era *fellow* de neonatologia no Children's Hospital de San Francisco, época em que era convocado para dar plantões noturnos pelo menos 2 vezes por semana. Muitos desses plantões obrigavam-me a permanecer acordado por toda a madrugada, tamanha a quantidade de bebês que nasciam, e mesmo na UTI neonatal sempre havia algum prematuro que dava mais trabalho. Uma noite, fomos solicitados a fazer o transporte de um bebê com problemas respiratórios que havia nascido horas antes na cidade de Newman, interior da Califórnia, distante cerca de 2 horas. Havia poucos dados a respeito das condições do bebê e de sua família, mas soubemos que mãe e pai, lavradores imigrantes (talvez ilegais?), muito humildes, não falavam inglês. Montados os equipamentos, embarcamos na ambulância da Medisave, espaçosa e confortável, e lá fomos nós pela Highway 101. Ao chegar na cidadezinha, procuramos pelo hospital (era o único e mais parecia um posto de saúde) e fomos encaminhados diretamente para o berçário, que, de cara, me pareceu muito sem recursos. O parto normal havia sido feito por uma enfermeira, que me transmitiu os dados: peso do bebê, escore de Apgar e um desconforto respiratório que a deixou assustada. Como não havia incubadora, o bebê recebia oxigênio por uma máscara de Venturi, mas parecia em condições estáveis. Colocamos o bebê na incubadora de transporte e começamos a finalizar os procedimentos burocráticos. Faltava conversar com os pais, e o pessoal local foi logo me avisando: "O senhor vai ter que se virar, ninguém entende o que eles falam". Assim que entrei na enfermaria onde estava a mãe, junto do pai, perguntei, em inglês, de onde vinham. Entreolharam-se, e o pai disse, em português:

– *Ilha da Madeira.*

Aliviado e atônito, perguntei:

- Então falam português?

Ao que responderam, sorrindo:

- E o sinhoire doutoire tambaim fala??

Daí por diante, foi um papo alegre e descontraído, com muitas risadas e expressões de alívio, e pude informá-los das boas condições do bebê, do transporte, da UTI em San Francisco e do tempo estimado que iria lá ficar. O pessoal do hospital, reunido à porta da enfermaria, ficava ouvindo e se perguntando que idioma era aquele: sânscrito, árabe, grego, norueguês, esperanto? Poucas vezes eu me divertira tanto no meu trabalho!

Outra história interessante é a que ocorreu durante um plantão especialmente calmo, sem muitas intercorrências. Lá pelas onze da noite, fomos avisados pela recepção do centro obstétrico de uma parturiente que havia entrado em trabalho de parto prematuro com apenas 29 semanas, e estava para dar à luz. Corremos e, em 5 minutos, deparamo-nos, na sala de parto, com o nascimento de um menino que gritava saudavelmente, embora seu peso não ultrapassasse 1.800 g. A obstetriz de plantão fizera o parto, explicando que a cabecinha da criança já estava coroando no períneo assim que despiram a parturiente. A mãe, uma jovem bonita de cor parda, xingava em voz baixa e ninguém entendia o que falava. Ao me aproximar, e pensando que eu era um dos gringos locais, continuou sua imprecação, em português:

"Aquele canalha nunca está quando preciso!", "Cachorrão! Celerado! Paspalho!" e outros termos impublicáveis.

Àquela altura, imaginando que a recém-mãe reclamava contra o pai da criança, apresentei-me, ao que ela, surpresa por encontrar um médico brasileiro, me contou a sua história: "Sou baiana, estou em turnê com a companhia de dança Baila Brasil, e justo hoje, em pleno palco, rompe a bolsa e entro em trabalho de parto! Foi algo que não estava nos meus planos, pois eu estava escondendo a gravidez de todo mundo. O Jorge Henrique está bem? Quanto pesou? Vai ficar muito tempo aqui?".

Para resumir: a mãe teve alta 1 dia depois do parto e seguiu em turnê! Cuidamos do Jorge Henrique por 2 meses, demos-lhe alta, e o Consulado Brasileiro cobriu todas as despesas hospitalares. Também designou um funcionário para levar o pequeno de volta à Bahia, onde sua mãe o esperava. Eu nunca soube que fim levou essa dupla.

A próxima história escreverei sob a forma de crônica, pois pretendo publicá-la em algum jornal ou revista em futuro próximo. Aliás, já foi publicada na revista *DOC*, em julho de 2010, editada no Rio de Janeiro, e no Suplemento Cultural da Revista da Associação Paulista de Medicina, também em 2010. Omito propositadamente os nomes para preservar a privacidade dos meus pacientes.

- Doutor, lembra do bebê voador?

Foi com essa pergunta que um senhor alto e corpulento, de voz grossa, sorrindo com grande simpatia, adentrou a minha sala. Atrás dele entrou a esposa, que me cumprimentou com dois beijos na face, e um casal jovem, com um bebê de 6 meses no colo do pai. Cinco pessoas no total.

A família toda estava me encarando, com ar bastante divertido. Convidei-os a sentar e acho que fiz um semblante de quem não estava entendendo nada.

- *Não dá mesmo para lembrar, não é? Faz tanto tempo... Vamos começar do começo! Pois bem, este rapaz é meu filho, está aqui com minha nora e o meu neto, viemos todos aqui para visitá-lo.*
- *Que bom* – respondi. *Em que posso ajudar?* Sem algo melhor para falar, soltei esta e me arrependi de imediato. Eu estava mais curioso com a história do bebê voador do que com vontade de ajudar.

Aí, de súbito, um lampejo na memória: essa voz grossa, esse sorriso um tanto matreiro... Puxa, há quanto tempo!

- *Pois bem* – começou o avô – *vou lhe contar a razão desta nossa visita: este pai, que o senhor vê à sua frente, com o meu neto no colo, é o bebê voador.*

Não reconheci o rapaz, claro, e nem de longe me pareceu com um bebê que eu havia consultado há tanto tempo. Continuou o pai:

- *Há quase 30 anos, por indicação de um amigo, liguei para a casa do senhor lá de Tupã, onde moramos. Era mais ou menos oito da noite e falamos por telefone durante cerca de 1 hora, bastante tempo. Este meu filho havia nascido bem no dia anterior, mas estava naquele momento com um problema respiratório sério e piorando a cada momento. Os recursos hospitalares em Tupã eram muito precários naquela época e o médico do hospital que estava cuidando deste meu filho, muito acabrunhado, me disse que era melhor a gente rezar. Não me conformei e, desesperado, pedi ajuda aos amigos, e um deles conhecia o senhor. Pelo meu relato e pelas respostas às suas perguntas, o senhor concluiu que o melhor a fazer naquele momento seria providenciar um transporte aéreo de Tupã para São Paulo. Tremi nas bases, mas em pouco tempo fomos organizando tudo: um bimotor de seis lugares, o piloto, a autorização do médico de Tupã para o transporte... Enfim, em algumas horas, viemos a São Paulo buscar a incubadora de transporte e o neonatologista de plantão e a enfermeira que viriam a Tupã com o equipamento. Nesse ínterim, todas as orientações eram dadas pelo senhor, por telefone. Lá pelas duas da manhã, chegamos ao hospital, o doutor e a enfermeira estabilizaram o pequeno e o colocaram na incubadora de transporte e, em meia hora, deram o OK para retornarmos a São Paulo. Ligaram para o senhor para dar o diagnóstico, feito por RX de tórax: pneumotórax à direita e pneumomediastino. Tratamento: oxigênio a 100%. Lembro-me que estava frio, era o mês de junho e um nevoeiro cobria a pista do pequeno aeroporto. O doutor nos disse, com voz um tanto insegura, que aquele era o primeiro transporte aéreo de recém-nascido para a UTI neonatal do Hospital Israelita Albert Einstein. O doutor e a enfermeira também nunca tinham voado antes! Levantamos voo, esfriou bastante na cabine, mas o pequeno estava aquecido na incubadora e recebia oxigênio por meio de um tubo ligado a um pequeno torpedo. Mas os dois profissionais pareciam calmos, trocando ideias sobre o bebê e examinando e tomando as medidas necessárias durante todo o voo. Por vezes, as luzes da cabine diminuíam e o torpedo de oxigênio falhava em manter um fluxo constante. O bebê dormia, aparentemente sem maiores complicações, fora o fato de estar ofegante desde a saída do hospital. Quando sobrevoávamos Campinas, o piloto então avisou que pousaria em Viracopos, pois Congonhas se encontrava fechado por causa do forte nevoeiro. O neonatologista, quase em pânico, pediu então ao piloto para ligar para o hospital em São Paulo, a fim de enviar uma ambulância a Viracopos o quanto antes. Ao iniciar os procedimentos de descida, o piloto arremeteu e nos disse: Congonhas abriu! Aliviados, demo-nos as mãos, e senti que o médico estava muito tenso. Pudera, não era pra menos! No entanto, ao sobrevoar São Paulo, só víamos nuvens e mais nuvens... De repente, uma brecha apareceu entre as nuvens, e lá estava a pista de Congonhas, toda iluminada à nossa frente. Deus estava nos guiando. Pousamos em Congonhas e eram cerca das cinco da manhã. A ambulância do hospital já estava nos aguardando e chegamos em pouco tempo à UTI neonatal. Meu filho foi recepcionado pelo senhor, a quem conheci naquele momento. Nunca vou esquecer, enquanto estiver vivo, das suas palavras e dos cuidados que meu filho recebeu durante os 14 dias na UTI, do senhor e da equipe que o senhor coordenou na época. Conversamos muito naquele período, e aprendi a admirá-lo pela sua determinação, otimismo e coragem! A sua confiança e a competência do pessoal da UTI fizeram com que tudo desse certo!*

Ouvi o relato sem interrompê-lo. Minhas mãos estavam molhadas de suor. Aquela era, na realidade, uma visita de homenagem e de agradecimentos. Olhei para aquela família e, como eu, estavam todos emocionados; o netinho – o filho do bebê voador – me fitando e sorrindo...

Ao final, nos despedimos, e o avô, pedindo licença, me tasca dois beijos nas faces! Abraçamos-nos como dois velhos amigos que se reencontram, e senti lágrimas vindo sem controle pelos nossos rostos.

Não preciso dizer que naquele dia não atendi mais ninguém, a emoção incomparável tinha sido forte demais. A sensação de ter sido protagonista de uma história de vida tão bonita era de aquecer o coração!

Da porta do consultório, meu antigo paciente ainda falou:

– Doutor, ainda vou escrever um romance a respeito do bebê voador, me aguarde!

Este é o relato do primeiro transporte aéreo que foi feito para a Unidade de Terapia Intensiva do berçário da maternidade do Hospital Israelita Albert Einstein, em junho de 1982. Consultei o prontuário do bebê no arquivo médico, e lá estão registrados todos os eventos clínicos ocorridos com ele após a chegada à UTI. Os personagens envolvidos fazem parte da história do hospital e, como tal, nada ou ninguém deve ser esquecido. Essa é a razão dessa crônica: lembrar para não desmerecer.

A última história que vou contar envolve também minha família. Tenho parentes na Europa, nos Estados Unidos e em Israel, e, quando viajo, faço questão de dar um jeito de visitá-los. Pelo lado de minha mulher, há um casal de primos um pouco mais jovem do que nós, muito queridos, que moram em Paris. Quando completaram cerca de 20 anos de tentativas em vão para ter um filho, quase desistiram. Digo "quase" porque recebi, num belo dia, um telefonema do meu primo, que estava em São Paulo a trabalho, pedindo-me para examinar um recém-nascido com um dia de vida em um pronto-socorro particular da cidade. Naquela época, adoção de bebês era uma eventualidade corriqueira, e cheguei a examinar vários bebês a pedido de futuros pais que vinham de outros países. Hoje, creio que essa atividade está bem mais regulamentada e controlada.

Enfim, examinei o menino, cuja mãe biológica – uma jovem solteira que foi inteligentemente induzida a não provocar o aborto e cuja gravidez foi acompanhada pelo dono do pronto-socorro – já havia recebido alta e ido embora. Lembro-me de ter examinado um menino saudável, forte e bonito. Comuniquei isso ao meu primo (a mulher dele, psicoterapeuta, havia permanecido em Paris) e pedi todos os exames necessários para excluir doenças congênitas ou adquiridas. Um dia depois, quando os exames vieram normais, eu disse a meu primo:

– *Vá jantar lá em casa, assim conversamos a respeito da alta do bebê.*

Ao que ele me responde:

– *Está bem, então você fala com a minha mulher por telefone, que está ansiosa para ouvir de você tudo a respeito do bebê.*

E foi desse modo. Após o jantar, ligamos para Paris, e o diálogo foi mais ou menos assim:

– Olá, Hermann. Que tal o bebê?

– Está ótimo, bem nutrido e forte, com todos os órgãos e sistemas funcionando...

– E neurologicamente falando, tudo ok?

– Sim, tem todos os reflexos, bom peso, preende bem nos dedos e nos artelhos, tem o reflexo de Moro, suga super bem, faz todos os cocôs e xixis de praxe, teve uma nota alta no Apgar, é um xuxuzinho!

– Não sei, não... Estou indecisa... O que você acha?

Naquele momento, senti que minha prima vacilava na aceitação daquele enorme encargo e na consequente adoção, e meu primo certamente iria vacilar junto. Eu teria de ter uma inspiração muito grande para convencê-los a tomar uma atitude que poderia mudar totalmente a vida deles e transformar o destino daquele menino.

– Olha, prima, quer saber? Ele é uma graça, um bijuzinho. Se vocês não ficarem com o garoto, não tem problema, não, nós ficaremos com ele.

Passados tantos anos, ainda me lembro com nitidez dos olhos arregalados de minha mulher e da expressão de espanto do meu primo. Meu filho e minha filha sorriram e se entreolharam, com movimentos de cabeça de aprovação.

Resumo da ópera: minha prima pegou o primeiro avião no dia seguinte e veio buscar o pequeno. Foram os três – pai adotivo, mãe adotiva e o bebê – de volta à Europa, com as nossas bênçãos. Cerca de 17 anos depois, fomos visitá-los em Paris. Não consigo transcrever no papel a emoção que tomou conta de todos nós ao nos reunirmos na casa deles, por vários dias, num contato caloroso e gratificante. Minha sensação foi a de ter sido premiado – de novo – com a sorte grande, tal a sensação maravilhosa de passar alguns dias com aquela família linda.

Ah, quase ia me esquecendo: meu "quase-filho" é *spalla* do naipe de violinos da Orquestra Jovem de Paris, fala três línguas fluentemente e no ano de 2010 foi aceito como acadêmico, após passar por provas duríssimas, na escola de medicina mais tradicional da França.

Que tal? É demais, não?

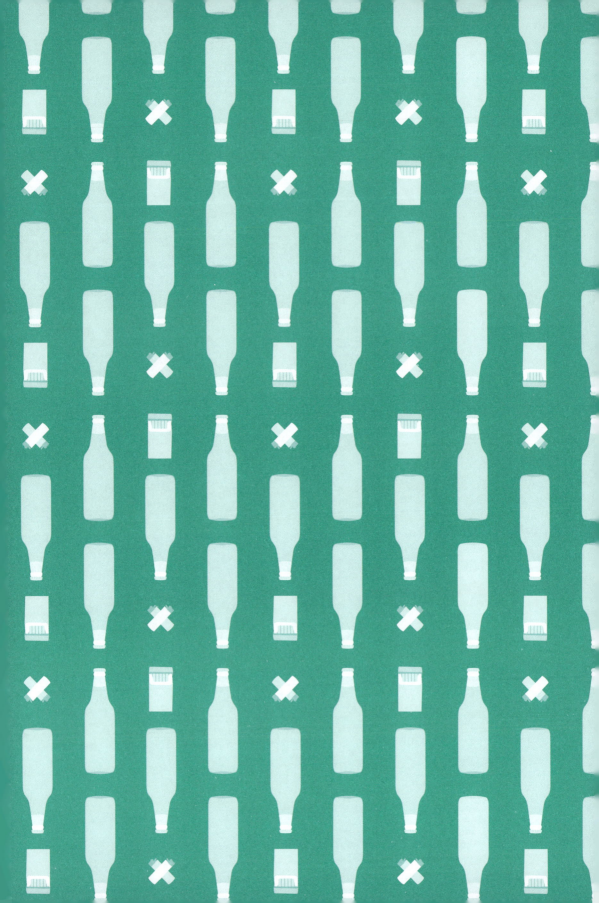

CAPÍTULO 15

AS DROGAS NA GESTAÇÃO

TENHO ME DEFRONTADO, AO LONGO DOS anos de profissão, com um problema importante que merece uma abordagem, ainda que superficial: a questão do uso de drogas na gravidez. Durante muito tempo, a ideia de que o feto dentro do útero materno estaria protegido das substâncias utilizadas pela grávida foi abalada pela tragédia da talidomida, nos anos 1960. Desde então, foram descobertas inúmeras substâncias que passam pela placenta sem grandes alterações e que são potencialmente danosas para o feto.

Quando me refiro a drogas, estou chamando a atenção não só para os medicamentos eventualmente utilizados durante a gravidez (p. ex., tranquilizantes, opiáceos e antibióticos), mas também à nicotina; todos eles devem ser controlados pelo médico que acompanha a gestante durante o pré-natal.

Faço referência também às drogas que causam dependência química, que prefiro chamar de dependência químico-emocional-afetiva. É principalmente ao álcool que me detenho. Outras substâncias, como maconha, morfina, cocaína, *crack* e heroína, deixaremos para os pesquisadores do assunto.

Por estarmos mais familiarizados com o problema do alcoolismo na gravidez, apresento a seguir um resumo de meu capítulo sobre Síndrome Alcoólica Fetal (SAF), publicado no livro da professora Conceição Segre, *Perinatologia – fundamentos e prática* (Editora Sarvier, 2001).

ALGUNS FATOS SOBRE A SAF

A maneira mais indicada de divulgar fatos sobre alcoolismo feminino e suas consequências, segundo os publicitários, é distribuir folhetos explicativos sobre a doença. Esses folhetos apresentam um texto de perguntas e respostas em linguagem bem leiga e fácil de absorver, que reproduzo abaixo.

> *Você sabia que, se tomar bebida alcoólica enquanto está grávida, pode causar algum problema para o seu bebê que ainda não nasceu?*
>
> Se você está grávida, planejando ficar grávida ou fazendo sexo sem evitar a gravidez, pense antes de ingerir qualquer bebida alcoólica.
>
> *Tem alguma cura para a SAF?*
>
> Não há cura para a SAF, mas se as crianças com SAF forem atendidas logo, elas podem melhorar. Se você acha que seu filho tem SAF ou se você bebeu na gravidez, fale logo com seu obstetra e seu pediatra. Fale também com o(a) professor(a) na escola de seu filho; assim ele(a) poderá ajudá-los.

Como posso obter ajuda para parar de beber?
Parar de beber pode ser muito difícil, mas há muita gente que vai ajudá-la. Você vai ter ajuda de pessoas que sabem pelo que você está passando. Ligue para o AA (Alcoólicos Anônimos) mais próximo. O número está na lista telefônica. Há muitos lugares para o tratamento do alcoolismo. Ligue para um deles. Mesmo que você tenha tentado largar a bebida, tente de novo. Não desista. Use meios para evitar a gravidez até que você tenha controlado o seu vício.

Como posso prevenir a SAF?
Não beba se você estiver grávida ou planejando engravidar. Se você acha que está grávida, pare de beber agora. Não espere até que você tenha a confirmação de que está grávida. Se você está com dificuldade em parar de beber, use meios de contracepção até que tenha parado com a bebida.

Por que beber durante a gravidez é tão ruim?
Se você bebe e está grávida, seu bebê pode ter problemas no cérebro, nos rins e em outros órgãos, como o coração. O seu bebê pode nascer com sinais da síndrome alcoólica fetal, como ser pequeno e não pesar muito. Por causa disso, não se desenvolve tão bem como as outras crianças. Alguns bebês com SAF podem ter também retardo mental e algumas alterações na face. Outros têm dificuldade de aprendizado e não controlam suas ações. Esses problemas não desaparecem e duram a vida inteira.

E O ALCOOLISMO FEMININO?

Pessoalmente, só conheci mulheres alcoolistas com o vício declarado e dependência grande a bebidas alcoólicas em entrevistas recentes nos centros de referência. Todas estavam em tratamento do seu alcoolismo e pude constatar o enorme dispêndio de força de vontade para saírem dessa situação.

Vale reproduzir o texto que a dra. Mônica Valente, psicóloga da Associação Parceria Contra Drogas, escreveu na introdução de um grande projeto colaborativo sobre a síndrome alcoólica fetal:

> Se pensarmos que, em muitas épocas, o consumo de álcool não esteve restrito aos homens e que há quase dois séculos seu abuso já era diagnosticado, chama atenção a quase inexistência de relatos de casos de dependência entre as mulheres. Nesse panorama, não é incongruente que o estudo sistemático da dependência feminina tenha pouco mais de 50 anos e que a busca de abordagens que atendem às necessidades das mulheres tenha uma história de somente 20 anos.
>
> Na verdade, atualmente, já não existem dúvidas de que, por muito tempo, a dependência feminina à bebida alcoólica permaneceu como um fenômeno largamente escondido na maioria dos países. Tão escondido que, nos anos 80, quando a busca por tratamentos mais eficazes orientou a investigação científica no sentido de delimitar subgrupos e os movimentos feministas americanos passaram a defender a criação de programas terapêuticos mais adequados e sensíveis às prioridades das mulheres, esbarrou-se na extrema escassez de pesquisas que permitissem caracterizá-las enquanto subgrupo.
>
> A prevalência do alcoolismo entre mulheres ainda é significativamente menor que a encontrada entre os homens. Estudos demonstram que, em relação ao uso e

dependência, de cada quatro pessoas do sexo masculino que fazem uso na vida de álcool, uma delas torna-se dependente, sendo que a proporção para o sexo feminino é de 10 para 1. Ainda assim, o consumo abusivo e/ou a dependência do álcool traz, reconhecidamente, inúmeras repercussões negativas sobre a saúde física, psíquica e social da mulher.

As mulheres dependentes de substâncias psicoativas apresentam características e necessidades de tratamento diferentes das dos homens. Nesse sentido é que se propõe o desenvolvimento de programas específicos para mulheres.

É consensual que o princípio fundamental para desenvolver e implementar programas só para mulheres, além de atender a essa população específica, é que seja sensível ao gênero, ou seja, utilize-se de estratégias particularmente responsivas às necessidades únicas das mulheres dependentes. Portanto, serviços de atendimento que incluam assistência social, jurídica, atendimento familiar, profissionais que trabalhem questões ligadas à autoestima, imagem corporal, grupos de terapia só de mulheres, onde possam ser discutidas questões afetivas e interpessoais e não somente aquelas ligadas diretamente à droga terão uma chance maior de serem bem-sucedidos.

As mulheres iniciam o hábito de beber mais tardiamente que os homens, mas os problemas relacionados ao uso/abuso de álcool surgem mais precocemente do que nos homens, se levarmos em consideração o tempo de uso. Fatores culturais e sociais exercem maior controle no beber compulsivo entre as mulheres do que entre os homens.

Existe uma pressão social menor para que a mulher passe a beber e uma pressão maior para que ela interrompa seu uso, caso ele esteja sendo excessivo. As mulheres são duramente repreendidas pela sociedade quando passam a apresentar descontrole com a bebida, sociedade que muitas vezes é benevolente para com os excessos etílicos dos homens. Desde a antiguidade, os estudos sobre alcoolismo feminino evidenciam os aspectos morais e sociais. As mulheres que faziam uso abusivo de álcool eram consideradas promíscuas e sexualmente agressivas. Só recentemente o alcoolismo feminino passa a ser estudado cientificamente.

As mulheres começam a beber a partir da ocorrência de eventos vitais significativos, tais como a morte do cônjuge ou uma separação, diferentemente dos homens, que não apontam um desencadeante especial. As mulheres alcoolistas têm uma morbidade 1,5 a 2 vezes maior do que os homens, e isso quer dizer que elas ficam mais sujeitas a doenças mais graves, como pneumonias, e as citadas a seguir (considerando restrição de atividades anteriormente realizadas, consultas a médicos, número de hospitalizações por problemas relacionados ao álcool e número de dias restritos ao leito). As complicações físicas decorrentes do consumo de álcool (pancreatite, cirrose e neuropatias, entre outras) também aparecem antes e de forma mais grave nas mulheres.

Nas fases iniciais, a dependência alcoólica feminina é geralmente negada pela mulher e o consumo de álcool se dá solitariamente e às escondidas. Geralmente, existe uma comorbidade com doenças afetivas, em especial a depressão, que pode mascarar o quadro e o agravar.

Mulheres alcoolistas com transtornos afetivos associados têm altas taxas de tentativa de suicídio, mas isso não impede e, pelo contrário, propicia melhores resultados nos tratamentos que os encontrados nas mulheres sem transtorno afetivo. A relação entre alcoolismo e tentativas de suicídio é ligada também ao desmoronamento das redes sociais, prejuízos das relações interpessoais e distúrbios do controle do impulso. Nesta fase inicial de dependência, o diagnóstico pode ser realizado durante uma consulta de rotina feita por clínicos ou ginecologistas, que, infelizmente, muitas vezes não estão adequadamente preparados para esta tarefa.

Muitas inquietações surgem a respeito da gestação de mulheres que usaram substâncias ilícitas ou psicoativas e as consequências para os recém-nascidos, tendo em vista os efeitos teratogênicos dessas substâncias, bem como os fatores sociais que afetam os pais. O aumento do consumo de álcool por mulheres em idade fértil fez crescer a preocupação a respeito do consumo de álcool durante a gravidez e a necessidade de se caracterizar o perfil dessa gestante para a prevenção dos danos decorrentes do uso abusivo. A escassez de dados epidemiológicos do consumo de álcool por grávidas, no Nordeste do Brasil, demonstra a necessidade dessa investigação para diagnosticar a extensão do problema. A caracterização do perfil de gestantes consumidoras de álcool é importante para a assistência pré-natal e para a adoção de medidas populacionais de prevenção e intervenção. A dose segura de álcool para cada um não foi definida, por isso recomenda-se total abstinência durante a gravidez. Aproximadamente 55% das mulheres adultas grávidas consomem bebidas alcoólicas, dentre as quais 6% são classificadas como alcoolistas.

As mulheres que fazem uso de álcool e outras drogas durante e após a gestação estão expondo seus filhos a riscos já identificados em vários estudos clínicos e experimentais. Esses demonstram que crianças de mães dependentes de substâncias psicoativas apresentam um risco elevado de doenças perinatais graves, como: prematuridade, malformações, retardo no crescimento intra e extrauterino, sofrimento fetal e infecções, com sequelas neurológicas e respiratórias. Além disso, a transmissão vertical de infecções ligadas ao uso de drogas como HIV, hepatite B, C e sífilis também está aumentada. Muitas dessas crianças apresentam uma síndrome caracterizada por agitação e inquietação no período neonatal, pela retirada brusca da droga (abstinência), que se prolonga por um período de várias semanas com choro, excitação, dificuldades no sono e na alimentação.

Quando o consumo abusivo de álcool é feito por uma mulher em idade fértil, o risco de que engravide e tenha uma criança com lesões decorrentes do uso do álcool existe e é grave. A Síndrome Fetal Alcoólica (SFA) é uma consequência trágica secundária ao uso de álcool durante a gestação. Além disso, é prevenível e, portanto, evitável. Como todo agente teratogênico, o quadro clínico depende da dose, período gestacional de exposição, metabolismo materno, idade materna, padrão de ingestão e resistência ou susceptibilidade fetal ao álcool (Stoler e Holmes, 1999 – tese Dilza). Nem todas as crianças cujas mães tiveram uso abusivo de álcool na gestação apresentam SFA. De modo geral, no entanto, pode-se dizer que quanto maior a dose de ingestão de etanol maior será o número e a gravidade das malformações.

SAF

Descrita e publicada pela primeira vez em 1968, na França, por Lemoine e outros pesquisadores, a SAF é atualmente objeto de estudo por parte de inúmeros centros de investigação científica. Desde os tempos bíblicos, há relatos sobre a maior ocorrência de abortos, malformações e retardo mental nos filhos de mães que fazem uso habitual de bebidas alcoólicas na gravidez; portanto, os efeitos teratogênicos do álcool são conhecidos há muitos séculos. Em 1973, Jones e Smith descreveram oito crianças nascidas de mães alcoólatras, com as características anteriormente observadas pelos estudiosos franceses, e muita atenção tem sido dedicada à SAF no mundo inteiro desde então.

Há muitas e importantes razões para que uma mulher grávida mantenha seu vício de alcoolismo durante a gravidez. Estudos recentes salientam que a causa mais comum de alcoolismo materno é a depressão desencadeada pela atitude negativa em relação à gravidez. Acompanham o quadro, com relativa frequência, uma carência afetiva global, principalmente do companheiro e dos outros familiares, baixo padrão socioeconômico e estado nutricional comprometido. É por isso que a maior incidência do alcoolismo em mulheres se encontra nas populações menos favorecidas.

É importante salientar que, pelo baixo custo de aquisição, o álcool é a droga mais difundida. O relatório do Committee on Substance Abuse, publicado em 1995, aponta como fatores que mais contribuem para o uso e o abuso do álcool:

- influência dos pares na adolescência;
- influência da sociedade e da propaganda;

- tolerância das autoridades em se adquirir bebidas alcoólicas, inclusive por menores de idade;
- falta de controle sobre o consumo excessivo.

Como objeção ao consumo de álcool, os educadores sanitários e assistentes sociais de muitos países estão enfatizando que 30% das mães alcoolistas falecem de cirrose hepática com idade média de 37 anos. Nos Estados Unidos, atualmente, 7 milhões de crianças até os 7 anos de idade têm pais alcoolistas.

A incidência de SAF varia de acordo com a população estudada. A maior incidência foi constatada em algumas aldeias indígenas americanas, com cerca de 1 em cada 50 recém-nascidos. Na Suécia, a síndrome ocorre com a incidência de 1:300 a 1:600 recém-nascidos; na Alemanha, de 1:400; e, nos Estados Unidos, de 1:750. Já há estatísticas sobre a incidência dessa síndrome em nosso país, e alguns estudos e descrições de casos de SAF no Brasil foram publicados. É interessante salientar, ainda, que a SAF é 100 vezes mais frequente que a fenilcetonúria, uma doença rara que pode ser detectada pelo teste do pezinho.

Há três critérios mínimos para que se possa caracterizar a SAF, estabelecidos desde os estudos de Lemoine e corroborados pelas investigações levadas a efeito pelo grupo de estudiosos americanos, notadamente Clarren, Smith e Jones. São eles:

1. Disfunção do sistema nervoso central, incluindo o retardo de desenvolvimento neuropsicomotor, o retardo mental com consequente queda do quociente de inteligência (QI) e as alterações de comportamento.
2. Déficit de crescimento: ocorre tanto na vida intrauterina como após o nascimento do bebê, comprometendo em graus variáveis as crianças acometidas.

3. Malformações congênitas: incidem notadamente na cabeça, caracterizadas como alterações cerebrais, e na face da criança, como ausência de filtro nasal, olhos menores que o normal e lábio superior afilado. No entanto, todos os órgãos e sistemas são também afetados em maior ou menor grau, completando o quadro da SAF. São especialmente importantes as alterações no coração, nos sistemas musculoesquelético e articular e no sangue.

É mais difícil fazer o diagnóstico da síndrome no período neonatal, uma vez que os sinais de retardo mental não estão claros. Entretanto, já se pode suspeitar quando se examina um recém-nascido com evidente retardo de crescimento intrauterino (ou seja, pequeno para a idade gestacional) e quadro de irritabilidade aumentada, com dificuldade de sucção – o bebê tem, em decorrência disso, seu ganho de peso comprometido.

À medida que a criança afetada pela SAF cresce, os sinais faciais se tornam menos evidentes, embora não desapareçam por completo. Evidencia-se o retardo mental, sendo que o QI médio para os doentes afetados é de 66. O retardo mental é a principal sequela da síndrome. O déficit de peso e de crescimento é mais nítido no sexo masculino, com a estatura e o perímetro cefálico estando 2 desvios-padrão abaixo da população normal. Também há um apagamento progressivo das alterações faciais, mas permanecem características importantes, como a fissura palpebral estreita (permanecendo, então, a impressão de microftalmia – olhos muito pequenos), a quase ausência do filtro nasal, aquela depressãozinha da pele bem abaixo do nariz, e o lábio superior extremamente fino.

Não existe tratamento para a SAF. Houve, é verdade, inúmeras tentativas de tratamento farmacológico por meio de pesquisas em animais de laboratório, notadamente no camundongo. Foi publicado um trabalho em que a aspirina (AAS) poderia ser o medicamento adequado para prevenir as malformações causadas pelo álcool nos fetos de camundonga alcoolizada. Infelizmente, tal hipótese não se confirmou, mas os pesquisadores continuam na busca por um remédio eficaz para a prevenção da doença.

Como se trata de doença perfeitamente prevenível pela abstinência da mãe durante a gestação, atualmente o único tratamento que se propõe é não ingerir nenhuma dose de qualquer bebida alcoólica. Isso se consegue, em parte, com a realização e a intensificação de campanhas educacionais no pré-natal, promovendo ações básicas de saúde multiprofissionais – médicos, enfermeiras, psicólogos, assistentes sociais – em ambientes mais propícios ao vício do alcoolismo.

Para terminar, uma história contada pelo grande escritor e médico Pedro Bloch. O segundo filho nasceu forte e saudável, mas o primogênito fechou a cara assim que o irmão chegou da maternidade. A mãe, preocupada, iniciou uma conversa com o mais velho, cheia de dedos:

– Mas, meu filho, olha que gracinha que é o seu irmão, não é mesmo?

– É, sim, mamãe.

– Então, vamos recebê-lo com carinho e alegria, tá?

– Tá bom, mamãe.

– Você gosta dele, não é mesmo?

– Gosto, sim, mamãe.

O garoto fita o irmão com o rabo do olho, vira-se para a mãe e, com todo cuidado, mãos cruzadas nas costas, dispara:

– Mas... Quando é que ele vai pra casa dele, hein?

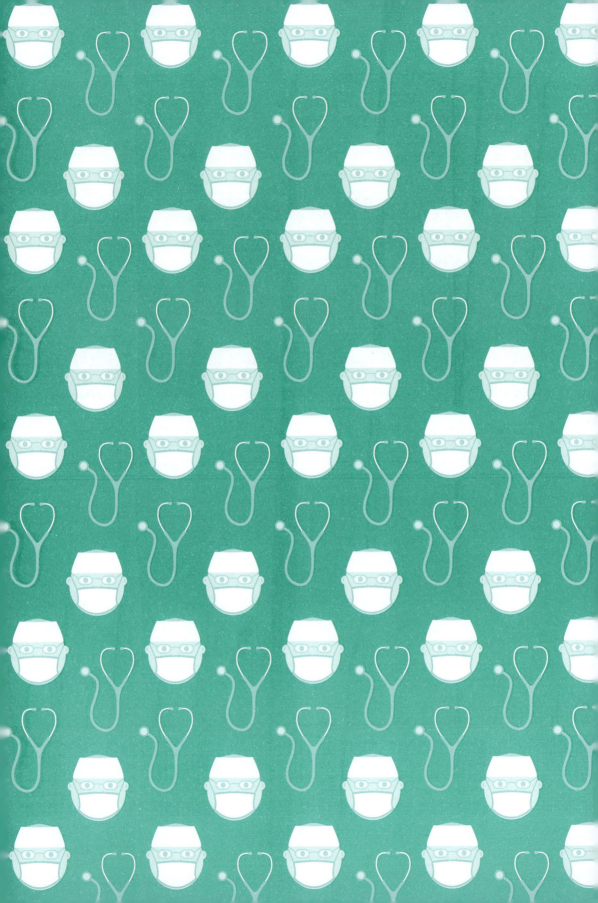

SOBRE O AUTOR

Hermann Grinfeld formou-se em 1965 pela Faculdade de Medicina de Sorocaba da Pontifícia Universidade Católica (PUC) de São Paulo. Fez residência em Pediatria no Hospital Infantil Menino Jesus, em 1966 e 1967, atuando a seguir como Preceptor de Residentes, Chefe de Clínica e Supervisor Médico até 1996, quando se aposentou. Tem consultório particular desde 1968. Com bolsa de estudos concedida pelo British Council em 1970, fez estágio em Neonatologia no Queen Elizabeth Medical Center, de Birmingham, Inglaterra. Foi *fellow* em Neonatologia do Children's Hospital de San Francisco, da Universidade da Califórnia, nos Estados Unidos, em 1974 e 1975. Foi neonatologista da Unidade Neonatal do Hospital Israelita Albert Einstein (HIAE) de 1981 até 2000.

Defendeu dissertação de mestrado em Perinatologia em 1998, sob a orientação do professor Saul Goldenberg, como pós-graduando do Instituto Israelita de Ensino e Pesquisa (IIEP)/HIAE. Sua tese de doutorado foi defendida em 2003 e aprovada com distinção e louvor na disciplina Neurociências e Comportamento do Instituto de Psicologia da Universidade de São Paulo (USP), sob a orientação do professor Gerson Chadi. As duas teses foram desenvolvidas no Laboratório de Fatores Neurotróficos e Plasticidade Neuronal do Instituto de Ciências Biomédicas da USP. Atualmente, exerce a função de secretário do Grupo de Álcool e Gravidez da Sociedade de Pediatria de São Paulo.

Tem trabalhos publicados em várias revistas médicas nacionais e do exterior. Participa ativamente de congressos, nos quais faz conferências e apresenta temas da especialidade. É autor de vários capítulos sobre Neonatologia e Pediatria geral em livros sobre os temas.

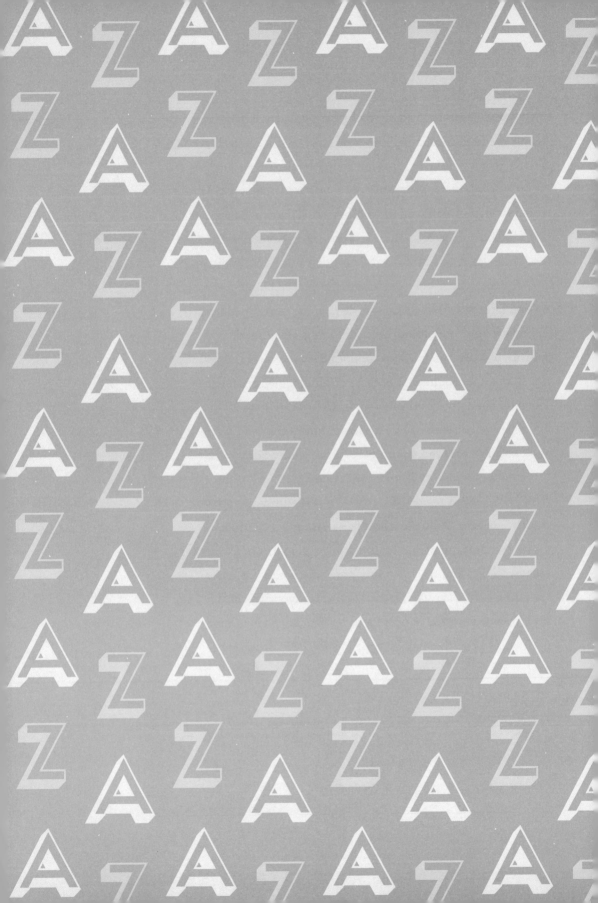

ÍNDICE REMISSIVO

A

abstinência 122

agressões 85

álcool 112

alcoolismo feminino 113

alergia

  ao leite materno 30

    pelos 58

alienar 65

alimentação 33

alojamento conjunto 19, 46

amamentação 27, 42

amigdalite 76

animais 58

aparecimento de mamas 53

arrotar 52

audição 84

avós 63

  virtuais 64

B

babação e os dentes 53

baixo peso 4

banheira 51

banho 45, 51

  de imersão 11

BCG 42

bebê 3

berçário(s) 16, 19

bilirrubina 24

Boletim de Apgar 8

bolsa amniótica 80

C

calendários de vacinação 42

casos extremos 65

caxumba 42

centro obstétrico 8

cólicas 52

conquistas 45

constipação intestinal 49

contato diário 38

coqueluche 42

Credé 11

cueiro 45

cura 112

D

descamação 50
desenvolvimento 56
  e crescimento 33
  emocional 47
desidratação 76
diarreia 76
difteria 42
drogas 15, 111
  na gravidez 111

E

eliminações 53
eritema 20, 24
E se o bebê cair? 55
espirros 23
estrabismo 23
evacuações 50
  líquidas 50
exercícios físicos 48

F

falta de ar 82

febre 60
feto 4
fraturas 56
frutas 33

G

gêmeos 80
gestação 4
gráfico de crescimento 49
gripe 42
grupo sanguíneo 21
gustação 84

H

haemophilus B 42
hepatite B 42
hidratação oral 76
hipoglicemia 21

I

icterícia 20, 24
inato 85
incubadoras 21

infecção 21
intestino preso 49
isolamento 21

L
lealdade 58
leite
  artificial 30
  materno ordenhado 28

M
maconha 112
maturidade emocional 64
meningococo B e C 42

N
Neonatologia 4

O
obesidade 47
olfato 84
Organização Mundial da Saúde 4

oxigênio 21

P
papas de legumes 33
pediatra 21, 75
peso 5
placenta 80
poliomielite 42
posição ao dormir 54
prescrição 64
primeiro passeio 46
primigesta idosa 15
prisão de ventre 49
pronto-socorro 82
puericultura 28

R
reanimação 8
receitas 34
recém-nascido 3
  pós-termo 4
  prematuro 4, 15
  termo 4

regurgitar 52

rubéola 42

S

sala de parto 45

sarampo 42

Síndrome Alcoólica Fetal 112

soluços 23

sopa do almoço ou jantar 34

sorriso 47

T

tato 84

telefonemas 83

temperatura normal 60

termômetro 60

teste

  do pezinho 20

  do reflexo vermelho 20

tétano 42

tosse 81

triagem auditiva 20

trigêmeos 81

U

UTI neonatal 16

V

vacinas 20, 41

viajar 57

vida extrauterina 45

visão 84

visita 89

vômitos 76